Medicina N...
para la
Menopausia

D0546850

Medicina Natural para la Menopausia

Dr. M. Pros

*Cómo vivir la etapa de madurez femenina
con vitalidad, alegría y energía,
mediante los métodos más eficaces
y sin efectos secundarios*

LUNA CRECIENTE

OCEANO AMBAR

Medicina natural para la menopausia
© Miquel Pros Casas, 2002

Cubierta: diseño original de Enric Iborra

© Editorial Océano, S.L., 2002
GRUPO OCÉANO
Milanesat, 21-23 – 08017 Barcelona
Tel: 93 280 20 20 - Fax: 93 203 17 91
www.oceano.com

Derechos exclusivos de edición en español para todos los países del mundo.

ISBN: 84-7556-044-X
Depósito Legal: B-48438-XLV
Impreso en España - *Printed in Spain*

01102032

Índice

Prólogo

Es curioso observar cómo la medicina convencional ha convertido un proceso natural que ocurre en el cuerpo de la mujer en un desorden o en poco menos que una enfermedad. La menopausia se interpreta como un «desequilibrio» del sistema reproductor femenino que precisa intervención farmacológica obligatoria. La mayoría de especialistas en ginecología bombardea a las mujeres con el mismo mensaje: «La menopausia es una etapa problemática, que comporta mal humor, sofocos, osteoporosis y pérdida del atractivo femenino. Por lo tanto, es necesario un tratamiento hormonal (parches transdérmicos) para recuperar parte de la salud y el atractivo».

Pero no se trata de ninguna enfermedad; no hay ningún motivo real de alarma, aunque no deja de ser un proceso natural que afecta a la mujer a varios niveles y en un momento de la vida muy especial, donde puede parecer que ya está todo hecho. Personalmente soy de la opinión de que la menopausia es una fase de transición en la que, con una preparación adecuada, puede que incluso tengas la posibilidad de resolver afecciones que viven contigo desde hace tiempo.

En esta etapa resulta fundamental aceptar el proceso, vivirlo plenamente y construir una estructura que te fortalezca y que tal vez dé lugar a una nueva mujer: al finalizar un ciclo siempre se inicia otro con nuevas visiones y experiencias distintas. La oportunidad de seguir aprendiendo permanece y en cada mujer está el poder de aprovecharlo. Por lo tanto, es preciso contemplar esta época de la vida de otra manera. En lugar de un símbolo de vejez y pérdida de la fecundidad, la menopausia puede ser una época de descubrimiento de una nueva energía, de un ser más libre y mayor sabiduría. Claro que hay incomodidades asociadas a los cambios en el cuerpo durante este tiempo, pero son una oportunidad para entrar en contacto con la naturaleza y descubrir la dimensión de la segunda mitad de la vida.

La idea de esta obra es que actúe como una brújula. Hablando con mujeres que aún no habían entrado en la menopausia, pude comprobar que hay mucho desconocimiento acerca de lo que ocurre en esta etapa. La mayoría pensaba: «llegado el momento del cambio, el médico me dirá qué tomar o qué parche ponerme»; otras creían que lo peor era la depresión «que vendría» (?), y otras pocas «algo habían oído hablar de algún producto natural que ayuda». Existen alternativas naturales para tratar los síntomas asociados a la menopausia. Desde infusiones de plantas medicinales hasta ejercicios como el yoga. Disponemos de alternativas a los fármacos convencionales. Llegado el momento, cada mujer deberá decidir entre el enfoque de la medicina convencional y el de la medicina alternativa que, por ser el menos conocido, es el que vamos a abordar más a fondo en este libro.

En la primera parte de esta obra hemos procurado evitarte la terminología médica para que entiendas con mayor claridad cómo es el proceso que vive tu cuerpo; también hemos incluido el mecanismo de acción de la terapia hormonal sustitutiva (THS), con sus ventajas e inconvenientes. En la segunda parte encontrarás la información precisa para que puedas afrontar ese proceso de un modo suave, natural, sin agredir un organismo que ya de por sí está en un momento de cambios importantes.

Te deseamos que disfrutes esta etapa en vez de padecerla. ¡Feliz menopausia!

Los cambios durante la menopausia

1

El fenómeno biológico de la menopausia

La menopausia en otros tiempos

En términos técnicos, la menopausia es el cese de la menstruación y de la capacidad reproductora de la mujer. Hace muchos siglos, este proceso sólo era objeto de observación; los eruditos de entonces se limitaban a reflejar en sus escritos cómo se manifestaba el fenómeno. Al parecer, la referencia más antigua que se conoce es la del papiro de Ebert, fechado alrededor del año 1500 antes de Cristo, donde se mencionan los famosos sofocos como característicos de la etapa. También Pitágoras e Hipócrates se hicieron eco de ello y la consideraron como una de las varias fases importantes en la vida de la mujer. Pitágoras incluyó en su teoría una relación numérica entre el hombre y el mundo que lo rodea. Su teoría establece que el número 7 es significativo como demarcador de las fases vitales del hombre: a los 7 años finaliza la infancia y aparecen los dientes definitivos, a los 14 se inicia la pubertad y la primera menstruación, a los 21 comienza la vida adulta, a los 28 cesa el crecimiento general, a los 35 se llega al punto alto de vigor, a los 42 se plantea una etapa de crisis, a los 49 se anuncia el cese de la menstruación, etcétera. El único problema era que una buena parte de la población femenina no llegaba a vivir el tiempo suficiente para estudiar el tema a fondo. Es de todos conocido que la esperanza de vida ha ido creciendo a medida que se sucedían las generaciones.

Durante los siglos I y II se busca una nueva perspectiva al tratar el tema. Por ejemplo, Soranos de Efeso, autor de la época, se refiere a la menopausia con estos términos: «aquellas que no tienen la menstruación, a causa de su edad, no deben recibir ningún tratamiento médico, pues no sufren; por lo demás, intentar cambiar lo que está en la naturaleza es a la vez, si no imposible, al menos muy difícil y peligroso». Tal vez ahí comienza la polémica sobre si la menopausia requiere tratamiento, como si fuera una enfermedad, o si hay que vivirla como un proceso natural que es.

El camino de la regla a la menopausia

Cuando nace una niña, sus ovarios contienen unos dos millones de ovocitos o células germinales; al llegar a la menarquia (aparición de la primera regla) sólo quedan entre 200.000 y 400.000. De ellos, unos 8.000 experimentarán algún desarrollo durante la vida reproductiva, un período aproximado de treinta años, y algunos tal vez sean fecundados; el resto de los óvulos se atrofiará y desaparecerá. El número de ciclos menstruales ovulatorios durante la vida de una mujer es de 300 a 400.

Todo el recorrido comienza en el cerebro, que es una especie de centro de comandos de la regulación hormonal. El hipotálamo, mediante la hormona liberadora de gonadotropinas (GnRH), activa la glándula hipofisaria, situada en la base del cerebro, y ésta a su vez segrega dos hormonas, la FSH o foliculoestimulante, y la LH o luteinizante (llamadas también gonadotropinas), que ejercen su acción sobre los ovarios para que éstos hagan madurar las células germinales y secreten las hormonas sexuales. Durante la primera parte del ciclo menstrual, el ovario es activado por la hormona FSH y segrega *estrógenos*, hormonas femeninas que estimulan a los llamados *órganos diana* (vagina, útero y mamas). El día 14 del ciclo, aproximadamente, la hipófisis segrega la hormona LH y se desencadena la ovulación. El folículo ovárico (formado por el óvulo y la capa de pequeñas células foliculares que lo rodea) se abre y sale el óvulo madurado. En el punto de la superficie del ovario donde ha salido el óvulo, queda una cicatriz que se llama *cuerpo amarillo*, que segrega otra hormona propiamente femenina, la progesterona. En el caso de que tenga lugar la fecundación del óvulo, la *progesterona* será la que se pondrá en marcha preparando el terreno en el útero para que pueda implantarse el óvulo y comience la creación de una nueva vida. De no producirse un embarazo, la secreción de hormonas disminuye y tiene lugar la menstruación, que no es más que el desprendimiento del epitelio uterino, la capa de células que recubre el útero.

Menopausia y climaterio

La menopausia se establece con la retirada de la regla, la cual debe estar ausente durante al menos un año para que pueda afirmarse que aquélla se ha declarado. El climaterio (término de origen griego que significa «escalón»), período de la vida que precede a la extinción de la función genital, se caracteriza por una serie de cambios orgánicos y psicológicos producidos por un reajuste general de la actividad hormonal y por el deterioro de distintos tejidos y órganos. Puesto que se trata de un proceso paulatino, no se puede establecer con exactitud cuándo comienza y cuándo termina; su instauración depende de factores como la raza, la herencia, los hábitos de salud o el clima. En algunas mujeres estas transformaciones pueden producirse sin que noten los síntomas, sobre todo al inicio del proceso. Durante el climaterio los ovarios pueden continuar con la secreción vacilante de estrógenos, pero la ovulación ya no se presenta con regularidad y los ciclos se espacian cada vez más. Esta situación provoca un desequilibrio entre estrógenos y progesterona y puede dar lugar a desarreglos, como por ejemplo, que transcurra menos tiempo entre un ciclo y otro o que las reglas sean más largas y hemorrágicas.

¿Qué es...?

Premenopausia: período que precede al cese definitivo de la regla.

Menopausia: interrupción definitiva de la menstruación y, consecuentemente, de la ovulación y la fertilidad. Los signos y síntomas del síndrome menopáusico se relacionan principalmente con la disminución de la secreción de estrógenos.

Posmenopausia: período que sigue a la menopausia donde pueden aparecer complicaciones derivadas de la falta de actividad hormonal, tales como la osteoporosis o las afecciones cardiovasculares.

Perimenopausia: período que comprende las etapas que van de la premenopausia a la posmenopausia.

Climaterio: fase de transición que va del estado reproductor maduro al estado no reproductor. El climaterio se caracteriza por ser un período durante el cual los ovarios van envejeciendo y se sucede una serie de transformaciones en todo el organismo. La menopausia es una de las manifestaciones más claras de este proceso.

Cuándo aparece la menopausia

Con el cese de la función cíclica del ovario, cesa la menstruación y aparece la menopausia. Esto sucede hacia los 50 años, aunque para la medicina convencional puede ser «normal» que suceda antes de los 45 (menopausia precoz) o después de los 55 (menopausia tardía). En el 90 % de las mujeres, el cese de la regla se produce entre esas dos edades (45 y 55 años). La medicina tradicional china afina un poco más. Puesto que la mujer tiene ciclos de siete años, la edad propia de aparición de la menopausia es a los 49 años; define la deficiencia energética del riñón (órgano que dirige la función sexual) como la responsable de una menopausia temprana (incluso antes de los 40 años), y el exceso de yang en ese órgano, como el responsable de una menopausia tardía.

Hay criterios bastante dispares respecto a los factores que tienen incidencia en el adelantamiento de esta fase; así, se consideran criterios influyentes el tabaquismo, la edad de la primera regla, el número de embarazos, las circunstancias sociales o económicas, el consumo de anticonceptivos orales, la herencia y el tipo de alimentación. Pero aunque los especialistas no se ponen de acuerdo, sí puede decirse que hay una tendencia concordante a creer que la aparición de la menopausia está influenciada por el estilo de vida. Esto significa que influyen los buenos o malos hábitos de vida (tabaquismo, alcohol, tipo de alimentación, ejercicio físico, peso corporal) y algunos factores medioambientales como el clima, la altitud, la región geográfica, etcétera. Volviendo a la medicina tradicional china, además de la deficiencia energética hereditaria que pueda tener una mujer en el meridiano del riñón, todos aquellos factores que disminuyan la energía de ese órgano, como el cansancio, el estrés, determinados alimentos, etcétera, coinciden con los que se consideran en realidad como responsables de la menopausia precoz.

El tabaco suele ser uno de los responsables más directos según los estudios realizados al respecto. Al parecer, el efecto nocivo que la nicotina ejerce sobre la producción de hormonas femeninas puede ocasionar que la menopausia se adelante entre uno y cinco años. Además, no sólo se ha de tener en cuenta la cantidad de tabaco fumado, sino también si la madre fue fumadora durante el embarazo, puesto que, en caso de ser así, las posibilidades de que se adelante la menopausia de la hija son mayores. Otro tanto sucede con el consumo habitual de alcohol (y no nos referimos a una simple copa de vino diaria). Además también se cree que una mujer que haya tenido una actividad física muy intensa y prolongada, como las deportistas profesionales, suelen tener la menopausia un poco antes. Por otro lado las mujeres obesas suelen retrasar la aparición de la menopausia debido a que presentan un exceso de células grasas que contribuyen a la producción de hormonas femeninas.

Menopausia precoz y menopausia tardía

En el apartado anterior comentamos lo que se considera la aparición «normal» de la menopausia en términos de tiempo y cuáles son los factores que pueden incidir en su adelanto o retraso leve. Pero hay situaciones especiales donde puede darse una menopausia infrecuente (a los 30 años o a los 60). Las causas de la menopausia precoz y tardía también suelen ser muy dispares y pueden ser naturales o artificiales. El hecho de que los ovarios no puedan seguir produciendo hormonas y expulsando óvulos puede deberse a la destrucción acelerada de éstos debido probablemente a la exposición a radiaciones, al consumo de drogas o a padecer afecciones autoinmunes (aquellas en las que las propias defensas atacan al organismo). Por su propia biología, también es probable que los ovarios no respondan correctamente al estímulo de las hormonas segregadas por la hipófisis o cuenten con una cantidad menor de óvulos en el momento de nacer.

Consideración aparte merecen la ooforectomía y la histerectomía como responsables de una menopausia precoz, en cuyos casos también se suele llamar «artificial». Esto consiste en la extirpación quirúrgica de los ovarios y del útero a causa de quistes, tumores o cáncer en estos órganos. Actualmente, se aconseja agotar todos los recursos antes de llegar a la extirpación de los órganos sexuales y, en caso de que ésta sea inevitable, la mujer debe ser debidamente informada de los cambios que se producirán. El problema de la menopausia precoz no sólo radica en que cesa la función reproductiva, sino en que hay que extremar los cuidados frente a los riesgos que de por sí entraña la menopausia. Por otro lado, es preciso mencionar que en el caso de la menopausia tardía aumentan los riesgos de padecer afecciones como cáncer de mama y de endometrio.

Fertilidad y anticoncepción en la perimenopausia

Con anterioridad hablábamos de que, una vez instaurada la menopausia, ya no cabía la posibilidad de un embarazo, puesto que cesaba la función reproductiva. Pero también dijimos que previamente hay un proceso en el que los ciclos son irregulares; algunos meses puede haber ovulación y otros no. Esto significa que la fertilidad disminuye pero no desaparece; por lo tanto, hasta que no hayas pasado al menos un año sin período menstrual, debes saber que existe la posibilidad de embarazo. Es bueno tenerlo en cuenta si consideras esta situación como «la última oportunidad» de ser madre biológica de forma natural, ya sea porque no has tenido hijos o porque te planteas tener uno más. Si por el contrario no deseas un embarazo, puede resultar interesante que adoptes un método de anticoncepción que, además de tener un nivel de eficacia alto, no presente mayores inconvenientes o efectos secundarios. Aunque a esta altura de tu vida probablemente ya conozcas el tema y hayas experimentado con alguno o en varios de ellos, daremos un repaso a los métodos más utilizados, con sus ventajas e inconvenientes.

Los llamados *métodos de barrera*, como los preservativos masculinos y femeninos, el diafragma y los espermicidas, suelen ser ideales ya que resultan fáciles de colocar y no presentan efectos secundarios; en el caso concreto del preservativo masculino, el único problema es que no gusta a todas las parejas (la sensación es diferente y a veces dificulta la lubricación vaginal).

Los autores que defienden el DIU o dispositivo intrauterino dicen que se trata de una muy buena opción si no hay algún tipo de patología uterina. Además apuntan a su favor que es un método que no ocasiona problemas metabólicos y que no incide en el peso corporal o la tensión arterial. Como desventajas se alega que, como cuerpo extraño que es, interfiere en el buen flujo energético en la zona abdominal; así, puede ocasionar trastornos como reglas dolorosas, endometrosis (presencia de tejido endometrial en localizaciones anormales), embarazo ectópico (fuera de la cavidad uterina), menor fertilidad, etcétera. De todos modos, si optas por él, una vez establecida la menopausia debes retirar el dispositivo entre los seis y doce meses posteriores, ya que si excedes de ese tiempo podría surgir alguna dificultad a la hora de la extraerlo a causa de atrofia uterina.

Los *anticonceptivos hormonales* cuentan con defensores y detractores. Los primeros alegan que existen fórmulas con bajas concentraciones de estrógenos que han eliminado la mayoría de sus efectos secundarios y que, además de prevenir la concepción, pueden tener una incidencia positiva en la osteoporosis y aliviar los síntomas del climaterio. Quienes están en contra, ven en la píldora un elemento que, al interferir en el movimiento natural de las hormonas, afecta directamente a las emociones, ya que las hormonas y los sentimientos tienen un vínculo muy estrecho, pudiendo provocar cambios de humor, desánimo o depresiones. Por último, sus detractores asocian la píldora con un mayor riesgo de cáncer de mama, de enfermedades cardiovasculares y de complicaciones de las varices, entre otros efectos secundarios. Y sin olvidar que están contraindicados a las mujeres fumadoras.

El *método natural* trata de seguir el ritmo habitual de nuestro propio organismo teniendo relaciones sexuales solamente en los días infértiles. Para determinar cuáles son los días de fertilidad, generalmente se suelen utilizar estas técnicas:

- **Control de la temperatura basal:** tienes que tomarte la temperatura corporal en reposo, antes de levantarte de la cama cada día. Por lo general ésta se mantiene constante y no supera los 37 °C; justo después de la ovulación se produce un aumento de unos 0,5 °C aproximadamente. Se elabora una sencilla gráfica y el período fértil se sitúa entre los cuatro días anteriores y los cuatro posteriores a la ovulación.
- **Control del moco cervical:** en los días que circundan la ovulación, hay un cambio en el flujo vaginal, el cual se convierte en una secreción elástica, transparente, como si fuera clara

de huevo. Esos días, que son entre cinco y siete, corresponden al período fértil.

- **Control del ritmo:** en ciclos de 28 días, la ovulación se produce hacia el día 14. Es decir que, contando desde el primer día de la regla, la máxima probabilidad de embarazo corresponde a los días 13 y 14, aunque el período fértil abarca desde el día 10 hasta el 18.
- **Coitus interruptus:** en este caso la eyaculación se produce fuera de la vagina. No tiene efectos secundarios (salvo que a algunos varones les resulta desagradable), pero es un método muy poco fiable porque durante la penetración pueden introducirse espermatozoides a través del líquido lubricante masculino.

Como verás, todos los métodos tienen sus puntos fuertes y sus puntos débiles. Los métodos naturales, más aconsejables, presentan el inconveniente de ser algo más laboriosos (confeccionar una gráfica, evaluar el moco cervical), pero tienen la ventaja de no producir ningún efecto secundario. En la etapa premenopáusica has de seguir teniendo cuidado: lo mejor es que evalúes las diferentes opciones para ver cuál es la que mejor se adapta a tus necesidades y a tu comodidad. Consulta con tu médico para aclarar cualquier duda.

2

Reconoce los síntomas

Hay varias manifestaciones físicas, fisiológicas y emocionales que anuncian las grandes transformaciones que están aconteciendo en el organismo y mediante las cuales es posible detectar la llegada de la menopausia. Vamos a ver cuáles son los cambios que puedes encontrarte en el período premenopáusico, en la menopausia propiamente dicha y en la posmenopausia.

Alteraciones menstruales

El síntoma más claro de la menopausia es la interrupción de la regla, si bien ésta no suele producirse de forma abrupta (salvo unas pocas excepciones), sino que va avisando poco a poco del cese de su función. Así, los ciclos se pueden presentar con más o menos regularidad antes de que desaparezcan por completo. Las alteraciones en la producción hormonal pueden provocar que haya reglas atípicas durante el climaterio, como las siguientes:

- **Menorragia:** sangrado es abundante y prolongado; puede llegar a ocasionar un estado de anemia por déficit de hierro. A menudo las menorragias o reglas abundantes son causadas por un fibroma, un tumor benigno de la matriz que generalmente se detecta en un control ginecológico de rutina. Si el fibroma no es muy grande, producirá pocos trastornos y generalmente disminuirá de tamaño durante la menopausia. Si por el contrario se trata de un fibroma grande, de varios centímetros, puede tratarse; pero si no responde al tratamiento habrá que plantearse la posibilidad de una intervención quirúrgica.

- **Metrorragia:** son sangrados que aparecen fuera de las reglas debido a causas orgánicas o funcionales. Entre las orgánicas se encuentran los pólipos uterinos, los quistes de ovario o los procesos infiltrativos del útero.
- **Amenorrea:** es la ausencia de menstruación y puede deberse a múltiples causas. Puesto que el estrés y los trastornos psicológicos pueden causar la supresión de la regla, para que una amenorrea se diagnostique como menopausia es preciso que tenga al menos un año de duración y que se confirme analíticamente.
- **Dismenorrea:** es la menstruación dolorosa o difícil. El dolor puede ser agudo y presentarse un par de días antes de la menstruación e incluso permanecer durante casi todo el ciclo. También puede sumársele síntomas como dolor de cabeza, náuseas y diarreas. Debe aclararse el origen de esta disfunción, ya que, además de ser un síntoma banal, puede presentarse por otras causas no tan leves, como inflamaciones del útero o tumores.

Los sofocos

Probablemente sea el síntoma más popular de los que caracterizan la menopausia. Hace tiempo sus causas abarcaban desde la predisposición familiar hasta razones de tipo psicológico y social, pero generalmente la explicación se encuentra en el desarreglo hormonal del hipotálamo, la región de nuestro cerebro que regula la temperatura corporal y las hormonas sexuales. El hipotálamo se confunde debido a la disminución de niveles de estrógenos, y eso explica que los sofocos desaparezcan con el tratamiento a base de estrógenos.

Los sofocos no se producen en la totalidad de las mujeres, pero sí en un porcentaje bastante elevado (65-70 %). Pueden describirse como una sensación repentina de calor que se inicia en la cara y sigue por el cuello y la parte superior del tórax. Algunas mujeres experimentan solamente sudoración y escalofríos. Pero lo habitual es que los sofocos vayan acompañados de otras manifestaciones como sudor, aumento del ritmo cardíaco, escalofríos internos, sensación de opresión en la cabeza, mareo o náuseas (aunque estas últimas no suelen ser muy frecuentes). Estos «accesos ardientes» aparecen súbitamente y suelen durar unos pocos minutos (un promedio de tres), aunque en casos extremos varía entre pocos segundos y casi una hora. El momento en que surgen difiere en cada mujer, pero puede ser en cualquier instante del día o de la noche. El período de los sofocos puede durar desde algunos meses hasta varios años, si bien con el tiempo van disminuyendo en frecuencia e intensidad; lo normal es que desaparezcan al cabo de uno o dos años después de finalizar la regla.

El aparato genital

A partir de los 35 años aproximadamente, el peso y el tamaño de los ovarios disminuye de forma gradual hasta alcanzar las mínimas dimensiones en la vejez. En algunos casos las estructuras que sostienen los órganos sexuales se aflojan y pueden dar lugar a un **prolapso** uterino o descenso de la posición del útero.

La vulva no sufre muchos cambios durante el climaterio, pero una vez declarada la menopausia, su morfología se altera poco a poco. Unos diez años más tarde, los labios probablemente están más delgados y algo fláccidos porque la grasa tisular disminuye; también se reduce su tamaño del mismo modo que el del clítoris y el del cuello uterino. A esto puede sumársele una situación de **sequedad vaginal** que ocasione molestias durante las relaciones sexuales. Si disminuye la frecuencia de las relaciones sexuales, aumenta el estrechamiento vaginal.

Las mamas

Durante el climaterio, los pechos son muy sensibles a los cambios hormonales; en algunos casos, cuando por factores hereditarios hay predominio de tejido adiposo, pueden aumentar de volumen o, en otros, se produce pérdida del tono mamario. En líneas generales, en la etapa menopáusica, el tamaño de las mamas tiende a reducirse y a presentar flaccidez debido a la falta de grasa y a la disminución del tejido glandular mamario.

Alteraciones del sueño

Puede decirse que, ante tantos cambios como se producen en el organismo, es normal que se presenten algunas disfunciones en el sueño. Si se producen grandes sofocos nocturnos, puede haber una tendencia al insomnio, aunque también puede suceder lo contrario: una hipersomnia o exceso de sueño. De todos modos se ha comprobado que el déficit de estrógenos puede provocar una reducción de la fase REM, lo cual justifica el insomnio durante esta época.

Cambios cutáneos

En algunas mujeres se pueden apreciar bien los cambios epidérmicos que se originan con la menopausia. En la premenopausia la piel tiene algo más de grasa y aumenta el vello en la cara y cuero cabelludo. A partir de la menopausia, la piel tiende a la sequedad y a formar arrugas, y además disminuye su grosor volviéndose más fina y más sensible a los cambios externos. Si la mujer tiene exceso de peso, estas alteraciones son algo más leves porque la *estrona*, un estrógeno que predomina en las células adiposas, amortigua estos cambios. También disminuye la actividad de unas células llamadas *melanocitos* que son las que fabrican la *melanina*, el pigmento que colorea la epidermis; a consecuencia de ello pueden aparecer pequeñas pigmentaciones o lentigos en la epidermis.

Incontinencia urinaria

Las estadísticas muestran que aproximadamente el 45 % de mujeres presentan una incontinencia urinaria leve (ligera pérdida de orina diaria) a partir de los 55 años, y alrededor de un 25 % sufre incontinencia de forma permanente. Todo se debe a una conjunción de factores donde confluyen una situación de prolapso (descenso) del útero y de la vejiga urinaria, más la pérdida de tonicidad del esfínter de la vejiga, la cual es mayor en mujeres que después de un parto no han fortalecido el periné con los ejercicios adecuados. Es frecuente que las pérdidas de orina se produzcan al realizar un esfuerzo involuntario, como un estornudo, un ataque de tos o una carcajada.

3

Atención especial

Son varios los riesgos que puede entrañar la llegada a la menopausia cuando no se han realizado ciertos cuidados preventivos. De hecho, llevar una vida contraria a las leyes de la naturaleza es casi como invitar a que la enfermedad te haga una visita. Como mujer, es preciso que prestes atención a algunas estructuras y sistemas del cuerpo. En este apartado hablaremos sobre los huesos y el sistema cardiovascular.

Los huesos y la osteoporosis

El hueso no es la estructura estática y dura que parece a simple vista, sino un elemento vivo en permanente cambio y renovación, compuesto en un 70 % de sustancias minerales (sales de calcio, sílice, magnesio, sodio, potasio, cloro, flúor) y en un 30 % de fibras de colágeno y proteínas no colágenas. A simple vista, en todo hueso podemos distinguir dos tipos de tejido óseo bien diferenciado: el hueso trabecular y el tejido óseo cortical. El primero es esponjoso y se localiza en la parte interna del hueso. Esta parte es sensible a las hormonas encargadas de la distribución del calcio en nuestro organismo; mantener la concentración de calcio constante en la sangre (calcemia) es posible gracias a un juego entre los *osteoclastos* (células que reabsorben el hueso) y los *osteoblastos* (células que lo forman), y estas células están moduladas por el sistema hormonal. Por su parte, el tejido óseo cortical se localiza en la parte externa de los huesos y es más denso. Los dos tipos de tejido óseo son importantes para la dureza del hueso y ambos contienen calcio, pero el cortical no entrega sus reservas tan fácilmente como el trabecular.

A partir de los 30 años comienza la pérdida gradual de masa ósea en el hueso trabecular, mientras que el cortical empieza a disminuir su masa a partir de los 40 años. Antes de la menopausia la pérdida de masa ósea no es tan importante como a partir de ella, ya que la situación se descompensa porque, al disminuir el nivel de estrógenos, la actividad de los osteoblastos es menor y aumenta la resorción o destrucción ósea. Aunque todo ello es correcto y cierto, ésta es la **visión convencional,** únicamente, de lo que sucede en los huesos a partir de la menopausia.

Llegados a este punto, es importante añadir que las mujeres que han seguido una **dieta vegetariana** durante la mayor parte de su vida tienen una menor incidencia de osteoporosis que las que han seguido una dieta occidental convencional. Ello es debido a que esta última incluye un exceso de proteínas, que el organismo tiende a metabolizar. Y el exceso de productos de metabolización de las proteínas se elimina por la orina, arrastrando consigo minerales como el calcio hacia el exterior. De esta manera, para mantener la adecuada concentración de calcio en sangre, el organismo se ve obligado a tomarlo de las reservas, es decir, de los huesos, con la consiguiente pérdida de masa ósea. Este mecanismo de pérdida de calcio debido a una dieta excesivamente rica en proteínas es conocido por todos los médicos y la industria farmacéutica, quienes sin embargo, no le dan la suficiente importancia y centran su atención exclusivamente en las hormonas encargadas de activar los osteoblastos (esto es, los estrógenos).

También podemos añadir la visión de la medicina tradicional china. Para ésta, cada parte de nuestro organismo está controlada por la energía de uno de los cinco «órganos tesoro» (corazón, bazo, pulmón, riñón, hígado). En el caso de los huesos, es el riñón quien ejerce dicha influencia. Al llegar a la menopausia, se produce una deficiencia de yin en el riñón que da como resultado la osteoporosis. También es esa deficiencia de yin la responsable de la aparición de los sofocos en la menopausia. Además, según la medicina tradicional china y el Feng Shui, cuando el ser humano vive en plena naturaleza, está en contacto estrecho con las estaciones y sus climas. En invierno, las personas que viven en casas tradicionales y realizan labores al aire libre reciben la influencia del aire limpio y fresco, que energéticamente hablando es un factor yin fortaleciendo, por tanto, los huesos. Por este motivo, las personas que viven en el campo tienen también menos fracturas óseas, pues además de realizar ejercicio (como veremos, un factor fortalecedor del hueso), se hallan más en contacto con el frío invernal que las personas del ámbito urbano.

Cuando los huesos van perdiendo densidad, hablamos de **osteoporosis,** una afección que se caracteriza porque el interiror de aquéllos se van haciendo cada vez más porosos, por lo que se debilita su estructura y se propicia un mayor riesgo de fracturas, que en casos graves producirán deformidad y dolor. La mayor proporción de pérdida de hueso trabecular explica las principales complicaciones de esta enfermedad, es decir, las fracturas por aplastamiento de las vértebras (pues están compuestas principalmente por hueso trabecular) y las fracturas del cuello del fémur y del antebrazo en el área de la muñeca típicas de la osteoporosis posmenopáusica.

Tipos de osteoporosis

La *osteoporosis posmenopáusica,* que es propia de las mujeres y suele iniciarse a partir de los 50 años.

La *osteoporosis senil,* que se presenta a edades avanzadas, por lo general a partir de los 75 años y aparece tanto en hombres como en mujeres. Ciertamente los hombres no son inmunes a la osteoporosis: la pérdida ósea es más gradual, pero a partir de los 70 años el riesgo aumenta significativamente.

Densitometría ósea: medir el nivel óseo para prevenir riesgos

El objetivo de conocer la densidad del hueso es poder detectar el riesgo de fractura que corre una persona. La densitometría ósea mide la pérdida de hueso y permite diagnosticar tanto el riesgo de padecer osteoporosis como el hecho de que ésta ya se haya presentado. La prueba estándar de densitometría mide la densidad del hueso en la columna vertebral, en el fémur o la cadera y puede detectar pérdidas de hueso de hasta un 1 %.

Cada cuánto tiempo hay que realizar una densitometría ósea es una decisión que has de tomar junto con tu médico. La mayoría de especialistas aconsejan en la actualidad someterse a una o dos pruebas a lo largo de un período de dos a cinco años para detectar el riesgo personal. Por ejemplo, si se ha efectuado una prueba que revela signos de osteoporosis, el médico seguramente aconsejará otra densitometría al cabo de un año para ver si el tratamiento está funcionando correctamente. En cambio, si la primera prueba sale bien, es decir, los huesos están fuertes, el médico puede aconsejar no realizar otra prueba hasta al cabo de dos años para controlar la aparición de algún cambio en la masa ósea. Mientras tanto, has de hacer todo lo que puedas para mantener tus huesos fuertes. Asegúrate de tomar suficiente calcio al día, junto con vitamina D para facilitar su absorción, practica ejercicio con regularidad y, si eres especialmente delgada, aumenta un poco de peso; lo creas o no, los médicos aconsejan esta medida en pacientes muy delgadas, ya que la delgadez es un factor de riesgo importante para padecer osteoporosis, tal como se verá más adelante.

Dos son los parámetros que se miden en la densitometría ósea: en uno se toma el resultado individual de la mujer que se hace el análisis y se compara con el valor promedio de la densidad mineral ósea de la mujer a los 30 años; la diferencia indicará una medida llamada *desviación tipo* o *estándar*. Cuanto mayor es la diferencia con dicha medida, mayores probabilidades existen de riesgo de fractura. Por ejemplo, una densidad ósea que se sitúe 2,5 desviaciones tipo o estándar por debajo del promedio de la mujer de 30 años indica alto riesgo de osteoporosis y, por lo tanto, de fracturas óseas. El otro parámetro de medida toma la diferencia entre la densidad mineral ósea de la mujer y el promedio estipulado para las mujeres de su edad, y su finalidad es la de determinar si está perdiendo más masa ósea que lo aceptado como «normal».

> Hay que destacar que la calidad del hueso es lo que importa; los guarismos predictivos pueden variar de una mujer a otra, pues no todas tienen la misma reacción frente a la menopausia y la osteoporosis.

Sabías que...

Las mujeres tienen entre un 10 y un 25 % menos de masa ósea que los hombres. A partir de los 40 años es posible que comience a perderse densidad, pero ésta es más lenta en el hombre que en la mujer debido a los factores que hemos visto anteriormente. Así, por ejemplo, el índice de fractura de cuello de fémur es tres veces mayor en la mujer que en el hombre. Esta cifra casi se triplica en el caso de la fractura vertebral.

Un estudio que evalúe la densidad de masa ósea (DMO) unos cinco años antes del período estimado para de la menopausia, puede determinar la situación en la que se hallan los huesos de la mujer. Si la densidad se sitúa alrededor de 1,3 g/cm^2, la situación está controlada. Si la densidad es de 1 g/cm^2, aún se considera que la pérdida se halla dentro de lo razonable.

¿Quiénes están más expuestas a la osteoporosis?

Existen diversos factores que se asocian con una mayor propensión a padecer osteoporosis. Con frecuencia se menciona el calcio como uno de los agentes más relevantes para conservar la salud de los huesos, pero, como hemos visto con anterioridad, es tan importante que el organismo reciba calcio y que éste se absorba de forma adecuada como que no se pierda aceleradamente por factores que «roben calcio» y produzcan descalcificación, como por ejemplo una dieta hiperproteica. Además de éste, hay muchos otros factores que es preciso tener en cuenta. Así, podemos decir que las mujeres más propensas a la osteoporosis son:

- Las que tienen antecedentes familiares de osteoporosis.
- Las que son muy delgadas o tienen una estructura ósea débil.
- Las que abusan del café, el tabaco y el alcohol.
- Las que llevan una vida sedentaria.
- Las que han seguido una dieta con carencias, en particular de calcio y vitamina D.
- Las que han seguido una dieta con exceso de proteínas.
- Las que han tenido menopausia precoz, ya sea de forma natural o causada por una intervención quirúrgica.
- Las que tuvieron el período menstrual tardío.
- Las que no han tenido hijos biológicos.
- Las que presentan artritis reumatoide.
- Las que siguen tratamientos farmacológicos con corticoides.
- Las que padecen diabetes.
- Las que tienen hipotiroidismo.

Aunque no puedas controlar alguno de los factores que predisponen a la osteoporosis, sí puedes hacer mucho para mejorar la salud de tus huesos. En realidad, mantener los niveles adecuados de vitaminas y minerales para los huesos es más sencillo de lo que parece. En la segunda parte del libro comentaremos las mejores medidas para conseguirlo y, en la tercera parte, el tratamiento preventivo y curativo propio de la osteoporosis.

La importancia del calcio

Mientras tanto, debes hacer todo lo que puedas para mantener tus huesos fuertes. Además de realizar ejercicio (como veremos más adelante) y de seguir una dieta lo más vegetariana posible, asegúrate de tomar de 1 a 1,5 g de calcio al día, con 400 UI de vitamina D para facilitar su absorción. El calcio se encuentra en alimentos como las hojas verdes y los productos a base de soja. Es mejor no tomar derivados lácteos para prevenir la osteoporosis porque su contenido en proteínas puede acelerar la pérdida de calcio en los huesos. Por el contrario, es mejor obtener el calcio de las verduras verdes cocidas (sobre todo de la familia de las coles), de las semillas de sésamo, del brécol o del tofu. También puedes tomar un complemento de unos 1.000 a 1.500 mg diarios (para asegurar una buena absorción hay que tomarlo durante las comidas y no exceder de 500 mg por dosis). Va bien tomar complementos de calcio que incluyan vitamina D, siempre que no contengan más de 400 UI de esta vitamina. Además, toma magnesio junto con el suplemento de calcio para equilibrar este último. Es preciso tomar estos dos minerales en una proporción de 1:1. Es decir, si tomas 1.000 mg de calcio al día, tendrás que ingerir también 1.000 mg de magnesio. Sin embargo, como el magnesio tiene propiedades laxantes, puedes reducir su dosis a la mitad si es necesario.

ALIMENTOS RICOS EN CALCIO[1]

Sésamo (100 g) . . . . .783 mg de calcio
Sardinas (85 g) . . . . .372 mg de calcio
Col (150 g) . . . . .355 mg de calcio
Almendras (100 g) . . . . .278 mg de calcio
Yogur (250 g) . . . . .272 mg de calcio
Soja blanca (100 g) . . . . .260 mg de calcio
Leche descremada ($^{1}/_{4}$ litro) . . . . .246 mg de calcio
Perejil (100 g) . . . . .244 mg de calcio
Leche entera ($^{1}/_{4}$ litro) . . . . .238 mg de calcio
Berros (100 g) . . . . .223 mg de calcio
Higos secos (100 g) . . . . .190 mg de calcio

1. El contenido en calcio de los alimentos puede variar según las tablas consultadas.

Jugo de ortiga (100 g) . . . . .190 mg de calcio
Salmón (85 g) . . . . .167 mg de calcio
Requesón (250 g) .160 mg de calcio
1 tronco de brécol . . . . .158 mg de calcio
Tofu (100 g) . . . . .128 mg de calcio
Espinacas cocidas (100 g) . . . . .126 mg de calcio
Judías blancas (200 g) . . . . .115 mg de calcio
Semillas de girasol (100 g) . . . . .100 mg de calcio

¿Cuánto calcio consumir?

Lo recomendable es consumir diariamente:

- 1.000 mg, para prevenir la osteoporosis, a partir de los 25 años.
- 1.200 mg a partir de los 50 años.
- 1.500 mg para las mujeres posmenopáusicas.

Amigos de tus huesos

- *Las plantas medicinales* como la ortiga, el perejil y el diente de león son muy recomendables por su alto contenido en calcio. Otras como la milenrama, el lúpulo y la salvia se aconsejan por su actividad estrogénica. Sobre todo, resulta útil la cola de caballo porque es muy remineralizante. Todas se pueden beber en infusión o en tinturas o bien tomar en cápsulas; la cola de caballo resulta más eficaz si se toma en polvo.
- *Alimentos naturales ricos en calcio o magnesio.* El magnesio es fundamental para la absorción del calcio; el organismo lo utiliza como vehículo para transportarlo a los huesos. Los frutos secos, el arroz integral y las legumbres de color oscuro son especialmente ricos en magnesio.
- *Toma mucha fruta y verdura.* El potasio, el magnesio, la vitamina C y los betacarotenos (presentes en frutas y verduras) se han relacionado con una mayor masa ósea total. Una dieta rica en frutas y verduras y moderada en proteínas animales aumenta el pH del organismo (es decir, disminuye su acidez), por lo que ejerce un efecto protector de la masa ósea.

- *El sol* ayuda a sintetizar la vitamina D que tus huesos necesitan. Tomarlo unos minutos cada día es suficiente.
- *Ejercicio.* Aumenta las actividades tonificantes como caminar, la gimnasia o los estiramientos. Intenta realizar por lo menos 30 minutos de ejercicio la mayoría de días de la semana.
- *Aguas termales, nutrición para los huesos.* Hoy en día la práctica de ir a un balneario es cada vez más frecuente. Estos sitios, también llamados *estaciones termales* o *spa*, poseen manantiales de aguas naturales minero-medicinales con propiedades terapéuticas para afecciones de todo tipo y generalmente están ubicados en parajes naturales de gran belleza. Un problema como la osteoporosis se puede tratar con eficacia mediante terapias con lodos y agua termal que se aplican en el cuerpo. Mediante un proceso de ósmosis, las sales de las aguas penetran en el organismo a través de la piel. Además estos lugares son ideales para realizar ejercicios de relajación. Plantéatelo a la hora de organizar tus vacaciones.

Los mejores complementos dietéticos para los huesos

- *Ipriflavona.* Es una forma de isoflavona de soja, un compuesto antioxidante con actividad estrogénica. La ipriflavona se ha revelado últimamente como el agente más potente para estimular la regeneración ósea. Ello se debe a que estas formas de isoflavonas producen una acción análoga a las hormonas humanas. Al imitar la forma del estrógeno, activa los mecanismos de las células óseas. Para optimizar los resultados es recomendable que se combine con la ingestión de calcio y vitamina D.
- *Ñame.* Es un tubérculo (*Dioscorea villosa*) del que se aprovecha su principio activo, la diosgenina. Se cree que esta sustancia es precursora de la progesterona y que tiene una actividad similar a la producida por las hormonas humanas. Hay formulaciones especiales para la menopausia en general que, además, incorporan otras plantas útiles como el dong-quai, la cimicífuga y la soja.

- *Sílice.* El sílice es un mineral que puedes encontrar en comprimidos, en polvo o en extracto. Algunos estudios han demostrado que es eficaz para combatir enfermedades reumáticas, como la artritis o la artrosis, y para fortalecer los huesos.

Enemigos de tus huesos

- *El café, el tabaco y el alcohol.* Siempre encabezan la lista de «culpables» de muchas afecciones. Si los consumes abusivamente, ellos abusarán del calcio de tus huesos para neutralizar la acidez que generan.
- *Los diuréticos y laxantes,* porque favorecen la eliminación de minerales.
- *Las proteínas animales* consumidas en exceso son una de las causas principales de la osteoporosis. Las dietas en las que abundan las carnes rojas, aves, pescado y huevos poseen un exceso de proteínas, y las dietas ricas en proteínas pueden provocar pérdida de minerales, incluido el calcio.
- *La vida sedentaria.* Como ya comentamos, mantener una actividad física regular es fundamental para los huesos. La inmovilidad puede agravar el cuadro de la osteoporosis.
- *El abuso de medicamentos y la automedicación.* Muchos medicamentos pueden presentar efectos secundarios o contraindicaciones a las que no solemos prestar atención y que pueden propiciar el desgaste de los huesos, como por ejemplo los corticoides, que «roban» minerales al sistema óseo.
- *Los refrescos carbónicos* tienen el inconveniente de que no sólo no apagan la sed, sino que el ácido carbónico que le añaden a la bebida para que tenga burbujitas es contraproducente para la absorción de calcio. Además, estas bebidas favorecen la acidificación metabólica.
- *La sal.* Resumiendo, puede decirse que, a mayor consumo de sodio, mayor pérdida de calcio. Reduce pues el consumo de sodio. Evita los alimentos procesados y el *fast food.* No eches sal a la comida sin antes probarla.

- Los *alimentos refinados*, tales como el azúcar blanco, la harina blanca y todos sus derivados, apenas contienen vitaminas y minerales, por lo que contribuyen a los desequilibrios en la absorción del calcio.

El sistema cardiovascular

Durante los años previos a la menopausia, las mujeres están a mejor resguardo respecto a los hombres de padecer un trastorno cardiovascular gracias a la acción protectora de las hormonas femeninas. Al llegar a la menopausia, el riesgo de sufrir un infarto de miocardio, por ejemplo, se iguala con el del hombre. En sentido estricto, se puede decir que en la mujer «aumenta» el riesgo de padecer una enfermedad cardiovascular, puesto que durante su vida fértil era más bajo, pero no es superior al del hombre, sino que tiende a igualarse al de éste. He aquí uno de los argumentos favoritos de la medicina convencional, con el que siembra confusión y al que recurre para recetar la terapia hormonal sustitutiva a las mujeres menopáusicas (los conocidos parches hormonales transdérmicos). Sin embargo, como veremos, es posible reducir el riesgo de enfermedad cardíaca si se adoptan unas sencillas medidas naturales preventivas que suponen fundamentalmente cambiar los hábitos alimentarios y de estilo de vida para actuar sobre los diferentes factores de riesgo, como el colesterol, el estrés, el hábito de fumar, el sedentarismo o los trastornos de coagulación.

Hablemos de colesterol

El colesterol es una molécula que nuestro organismo puede elaborar para obtener otras sustancias como hormonas sexuales, vitaminas (como la vitamina D) o los lípidos estructurales presentes en las membranas de las células. También tomamos colesterol procedente de la dieta, de alimentos que lo contienen en gran cantidad, como los huevos, la mantequilla y otros productos de origen animal. Cuando su concentración en la sangre es demasiado elevada, se deposita en las paredes de las arterias y da lugar a la arteriosclerosis, la hipertensión arterial y aumenta el riesgo de infarto de miocardio.

El colesterol que tiende a obstruir nuestras arterias es el tan temido «colesterol malo» o LDL (del inglés *Low Density Lipoproteins*, o lipoproteínas de baja densidad, porque viajan por la sangre en pequeñas estructuras esféricas unidas a otras proteínas). Está compuesto por moléculas que tienen fácil acceso a las paredes arteriales y forman en ellas las llamadas «líneas de grasa», que son como finas estrías amarillentas que se ven en la parte interna de las arterias.

Por otra parte está el colesterol «bueno» o HDL (del inglés *High Density Lipoproteins*) unas moléculas de gran tamaño que nuestro organismo utiliza para su eliminación. En un análisis sanguíneo se determina el colesterol total, el LDL, el HDL y la relación entre estos dos. Decimos que predomina el «colesterol malo» y que, por tanto, hay riesgo de enfermedad cardiovascular, cuando el LDL es alto o cuando el HDL es bajo.

Tomar alimentos o suplementos ricos en antioxidantes y hacer ejercicio físico es una excelente manera para ayudar a que aumente el nivel de HDL. Por el contrario, el exceso de peso, el tabaquismo y la vida sedentaria ocasionan una disminución del mismo.

Otra palabra que tal vez hayas oído con frecuencia cuando se habla de este tipo de problemas es *triglicéridos*. También son lípidos, es decir, moléculas de grasa, que se forman en el hígado o que tomamos con la dieta y viajan por la sangre. Una tasa elevada de triglicéridos comporta un incremento de los mismos riesgos que el «colesterol malo». Para mantenerlos bajo control, lo mejor que puedes hacer es ejercicio y una dieta con poca grasa y sin exceso de hidratos de carbono (azúcares), ya que éstos también pueden contribuir a incrementarlos. Además de los análisis de sangre, que indican la cifra exacta de colesterol y triglicéridos, hoy día las farmacias poseen un test para determinar la concentración sanguínea aproximada de estas dos sustancias con una simple gota de sangre (se realiza un pinchazo en un dedo y se obtiene la concentración baja, media o alta que posee una persona).

Los trastornos cardiovasculares están a la orden del día; por eso no es de extrañar que también se haya hecho eco de ello la industria alimentaria. Ya son legión los productos alimenticios cuyo envase exhibe las leyendas «sin colesterol», «rico en ácidos grasos omega 3», «elimina los triglicéridos»... ¡aunque muchas veces la gente no sabe muy bien de qué va el tema!

En números. ·

Aunque las cifras normales varían según el laboratorio y la técnica utilizada para su determinación,

- El colesterol total ha de estar por debajo de los 220 mg/100 ml.
- El colesterol LDL ha de estar por debajo de 140 mg/100 ml.
- El colesterol HDL ha de estar por encima de 50 mg/100 ml.
- Un aumento de 1 mg de HDL reduce el riesgo de afección cardiovascular en un 3 %.
- Una disminución de 1 mg/dl de LDL lo reduce en un 2 %.

¿Quiénes están más expuestas a la enfermedad coronaria?

Las mujeres más predispuestas a ello son:

- Las fumadoras.
- Las que presentan exceso de peso.
- Las que padecen hipertensión arterial.
- Las que tienen diabetes.
- Las que siguen una dieta rica en grasas saturadas.
- Las que llevan una vida sedentaria.
- Las que sufren estrés.

Insuficiencia venosa

Es lo mismo que decir varices, una dilatación excesiva de las venas superficiales de las piernas, causada por la acumulación de sangre en su interior. Este trastorno empeora en la menopausia cuando la causa que ha provocado su aparición se mantiene, como la vida sedentaria, las labores que requieren estar mucho tiempo de pie o mucho tiempo sentada, o el exceso de peso. En estos casos hay que tomar parte activa en el asunto para mantener la afección venosa controlada, ya que incide en el riesgo de mortalidad cardiovascular.

Para la medicina alternativa, el estancamiento energético del hígado, un órgano muy sensible a las emociones, es en gran parte el responsable de las varices (tanto de las que aparecen en las piernas como de las hemorroides), motivo por el cual la acupuntura, la homeopatía, el tai-chi, el qi gong y el yoga constituyen excelentes remedios para su tratamiento.

4

Otros cambios

En los dos capítulos precedentes comentamos una serie de manifestaciones propias de la etapa perimenopáusica, que constituyen una referencia útil para saber más sobre tu condición de mujer, aunque eso no significa que necesariamente vayas a presentarlas todas. Las buenas noticias son que, de todos los síntomas que ya hemos mencionado, y también de los que veremos a continuación, únicamente los sofocos afectan a la mayoría de mujeres. Se trata, además, de la manifestación de más corta duración. El resto está más asociado a la propia naturaleza de cada mujer, su situación personal, su estado general de salud, su estado emocional y su predisposición.

En cualquier caso, estos síntomas se manifiestan principalmente en el plano físico y, como comentamos, se producen como consecuencia de un descenso de la actividad hormonal. A continuación, veremos otros síntomas que no sólo inciden en lo corporal, sino que afectan al universo de las emociones.

La sexualidad

No se puede hablar de un tipo de disfunción sexual típico en la menopausia, ya que cuando se produce, el abanico es realmente amplio. Lo más frecuente es que se dé alguna de estas situaciones: disminución del interés sexual o de la actividad sexual (aunque el interés se mantenga), diferente ritmo sexual con la pareja o dolor durante el coito (normalmente debido a una menor lubricación vaginal). Estas situaciones pueden empeorar si existen problemas sexuales no resueltos previos a la menopausia, como una actitud pasiva o condescendiente frente al sexo, falta de comunicación en la pareja, tabúes, frustración, etcétera.

También hay que recordar que el hombre puede estar inmerso en su propia etapa de cambios. A partir de los cincuenta años, aproximadamente, empieza a necesitar más tiempo para tener una erección; con la edad, esta situación se vuelve más patente y además se produce una mayor tendencia a la eyaculación precoz. Esto significa que una alteración sexual en uno de los dos puede implicar una disfunción en el otro y que prospere la falta de interés. Sin embargo, si la relación con la pareja es abierta, fluida y dialogante, estos inconvenientes en el plano sexual se pueden sortear. Además de abordar la causa con una buena dosis de comprensión y afecto, será necesario indagar si existe algún agente que pueda estar interfiriendo, como la toma de alguna medicación o sustancia que afecte potencialmente a la libido (como algunos antihipertensores, tranquilizantes o el alcohol). También será preciso cerciorarse de que no haya enfermedades subyacentes (como diabetes, hipotiroidismo, esclerosis múltiple, etcétera), un tumor o problemas en el aparato urinario. Otro aspecto que debe tenerse en cuenta es la importancia de mantener buenos hábitos de vida (hablamos de ello en la segunda parte de esta obra) sencillamente porque proporcionan una mejor calidad de vida, la cual incluye una actividad sexual satisfactoria.

De todos modos, hay que recordar que no todas las mujeres tienen problemas de este tipo, sino que algunas ven su impulso sexual aumentado. El hecho de no preocuparse por el riesgo de la fecundación puede ser muy liberador, aunque también podría darse un cambio hacia una sexualidad diferente, tal vez con menos pasión pero con más ternura.

En resumen, los cambios físicos que pueden aparecer durante la menopausia respecto a la sexualidad son:

- Disminución de la lubricación vaginal.
- Disminución de la rapidez de respuesta frente al estímulo sexual.
- Disminución de la intensidad del orgasmo.
- Disminución del tamaño de las mamas y el clítoris.

Esto puede ocasionar:

- Molestias durante el coito.
- Pérdida de interés por el sexo.
- Preocupación, angustia.
- Ansiedad por querer llegar al orgasmo más rápidamente o «como antes».

La movilización interna

En ocasiones utilizamos la expresión «estar menopáusica», con cierto tono despectivo, al referirnos a una mujer que no tiene un buen día. Tal vez la mujer en cuestión simplemente se enfrenta a un problema cotidiano como todo el mundo, pero además se le suman una serie de factores biológicos (nuevos para ella) que tiene que asumir. Como fase de transición que es, la menopausia puede producir un estado de estrés. Suele ser un momento de **movilización interna,** como sucede con los fines de año o ciertos aniversarios, en que surge la necesidad de efectuar un repaso vital, de hacer un inventario de lo que se ha llevado a cabo, de lo que queda por realizar o tal vez de lo que ya no se puede hacer, de las cosas que quedan en el camino.

Pero existen tantas formas de atravesar el proceso como mujeres hay en el mundo. En el caso de las más emprendedoras puede significar una nueva oportunidad para premiarse y reforzar su autoestima: proyectar un viaje, hacer alguna labor social/solidaria, apuntarse a alguna actividad creativa; sé de algunas mujeres que tomaron la decisión de sacarse el carnet de conducir, otras aprendieron a nadar y las más audaces... ¡quién sabe! Para otras la menopausia incluso puede representar un alivio: si además de la regla se van también los dolores y las molestias, ¡bienvenida sea! A veces sucede que este proceso natural coincide en el tiempo con una serie de circunstancias conflictivas como la partida de los hijos, la falta de reconocimiento en lo laboral u otras situaciones personales que añaden insatisfacción, frustración, aislamiento y tal vez depresión. Estos problemas pueden ocasionar somatizaciones que se atribuyen a la menopausia cuando, en realidad, tienen un origen psicológico.

El papel que se da socialmente a la mujer que entra en la menopausia también puede influir en cada una según la cultura a la que pertenezca. Puede decirse que en Occidente hay una tendencia al conflicto, al sentimiento de pérdida, debido al culto excesivo a lo joven y bello.

En otras culturas, la mujer que entra en la madurez, sube, por decirlo así de rango; a las japonesas se les adjudica más sabiduría y sus consejos son apreciados; las bantúes de Suráfrica son invitadas con honores a ciertos actos, como el de comer carne de carnero o el de participar en la purificación de armas; las nativas de Micronesia se convierten en curanderas y adquieren una función social importante, mientras que la mujer india norteamericana entra en una etapa de la sabiduría y la autorrealización.

En estas sociedades, las mujeres apenas presentan los síntomas propios de la menopausia. Por este motivo, la opinión de muchos autores es la de que «padecer» menopausia se debe a un condicionamiento social y al propio boicot mental de cada mujer, más que a una carencia de tal o cual hormona. Y habida cuenta de las características de nuestra cultura occidental, más adelante veremos con qué medios alternativos contamos para superar las dificultades que se puedan presentar.

La depresión

Algunos estudios sobre la depresión indican que ésta aumenta con la edad, sobre todo en la mujer. Otros señalan que se da con mayor frecuencia en mujeres menopáusicas que reciben tratamiento con estrógenos, las cuales pueden llegar a consumir el doble de medicación antidepresiva que aquéllas que no lo hacen. Sin embargo, otros autores sostienen que la menopausia en sí no es un hecho que predisponga a la depresión, a no ser que la mujer padezca estados depresivos previos, en cuyo caso la menopausia puede actuar como un agravante más.

La depresión puede presentar síntomas como:

- apatía o falta de motivación;
- desazón, pérdida de interés por las cosas;
- baja autoestima;
- alteraciones del sueño;
- pérdida del apetito;
- pérdida de interés sexual;
- falta de energía, cansancio.

Algunas veces se produce uno de estos síntomas, y otras, varios de ellos. En cualquier caso, es necesario tomar parte para resolverla, ya que la depresión puede influir negativamente en el proceso menopáusico y agravar el cuadro en su conjunto. La depresión también ejerce sus efectos negativos sobre la sexualidad. En una mujer que se sienta deprimida porque su pelo se cubre poco a poco de canas, aparecen las arrugas y todo su cuerpo se transforma, es muy probable que disminuya su deseo sexual. Además, la sexualidad es especialmente sensible a factores como el estrés y la ansiedad, que actúan como inhibidores de la excitación. De manera que aquí encontramos otra forma de círculo vicioso: las relaciones sexuales insatisfactorias pueden llegar a producir cierta inquietud o ansiedad que derive hacia una depresión, y ésta a su vez puede ocasionar problemas sexuales.

5

El exceso de peso

Un buen porcentaje de mujeres se queja de que, al entrar en la menopausia, sufren un aumento repentino de peso que les cuesta controlar. Nuevamente nuestras amigas las hormonas tienen mucho que ver con este fenómeno, pero no son las únicas responsables, sino que se produce una combinación de factores.

Dónde está el límite

En realidad no necesitamos subirnos a la báscula para saber cuándo hemos engordado, pero si quieres disponer de un parámetro, la siguiente fórmula (índice de masa corporal o IMC) puede ayudarte para a averiguar cómo va tu peso: tienes que dividir tu peso corporal (en kilos) por tu altura (en metros) elevada al cuadrado. Pondremos un ejemplo para verlo más claro. Si tu peso es de 60 kilos y mides 1,65 m, harás la siguiente ecuación:

$$IMC = 60 / (1,65 \times 1,65) = 22,04 \text{ kg/m}^2$$

Con el número obtenido, consulta la siguiente tabla:

De 21 a 25 = peso normal
De 25 a 30 = exceso de peso
Más de 30 = obesidad
Más de 40 = obesidad grave

Pero seguramente lo que más te interesará saber es por qué aumentas de peso y cuáles son los riesgos. Vamos a ello.

Por qué aumentas de peso

Las razones por las que se produce un aumento de peso son muchas y variadas. Abarcan desde causas psicológicas, como la bulimia, hasta causas orgánicas, como el hipotiroidismo; cada caso debe evaluarse cuidadosamente con el médico. Entre las más frecuentes, encontramos:

La vida sedentaria: el sobrepeso es inevitable si comes más de lo que gastas. Esto significa que para estar en el peso que te corresponde has de mantener un balance entre las calorías que consumes y las que tu organismo utiliza. Este punto de equilibro es más difícil de conseguir a medida que avanza la edad, debido posiblemente a una conexión entre el ritmo metabólico y el movimiento hormonal. En el período perimenopáusico se considera suficiente el consumo diario de entre 1.700 y 1.900 ca-lorías.

El estrés: ante una situación de estrés se produce una subida de adrenalina; ésta aumenta la insulina, que consume el azúcar y hace que disminuya su nivel en la sangre. En ese estado deficitario, lo más probable es que te lances a comer compulsivamente para compensar el desequilibrio.

El funcionamiento anormal de la glándula tiroides: también es una causa de aumento de peso. Esta glándula puede mermar su actividad con la edad y, puesto que es la que regula el gasto energético, esta disminución de su acción incide directamente sobre el peso corporal.

Los niveles bajos de los **neurotransmisores**, como la *serotonina*, generan la compulsión de comer (como en el caso de la bulimia). Cuando aumentan, por ejemplo porque la tasa de glucosa en la sangre es suficiente, pueden crear una sensación de saciedad.

Alimentación inadecuada: además de provocar problemas con el peso, ocasiona trastornos en la salud en general. Un exceso de grasas, hidratos de carbono, alimentos refinados desvitalizados, proteínas animales, productos muy elaborados industrialmente o fritos conduce a una dieta desequilibrada.

Sabiduría oriental

Para la medicina tradicional china, el exceso de peso puede estar relacionado con la energía del bazo. Se cree que las adicciones (por ejemplo, a la comida) se deben a un estancamiento de humedad en el bazo. «Dicho estancamiento puede ser ocasionado por un exceso de alimentos húmedos en la dieta, como los dulces o las grasas, o bien por un exceso de preocupaciones, ya que el pensamiento obsesivo, o dar muchas vueltas sobre la misma cosa, perjudica el bazo. Y el bazo, órgano relacionado energéticamente con el tejido adiposo, cuando está "obstruido", produce, a su vez, estancamientos en forma de obesidad, celulitis e incluso acúmulos de materia, como en el caso de los quistes mamarios o los fibromas uterinos», sentencian los especialistas chinos siguiendo las pautas más antiguas de la acupuntura.

Los cuidados de salud durante la menopausia

6

Los buenos hábitos
alimentarios

Los buenos hábitos alimentarios son tremendamente poderosos en lo que se refiere a las defensas del cuerpo; a través de ellos constituimos un organismo más fuerte, preparado para afrentar los ataques, aliviar síntomas y disminuir los riesgos de enfermedades.

Por otro lado, al hablar de «buenos hábitos», alguien podría opinar que esa es una cuestión muy subjetiva: tal vez lo que a mí me parezca un buen hábito, para otro no lo sea. Pero en realidad no se trata de evaluar gustos personales, sino de contemplar las generalidades. ¿Qué entendemos por alimentos sanos?

Alimentos sanos son:

1 La fruta, verdura y cereales que han sido cultivados de forma biológica, es decir, sin abonos químicos, ni plaguicidas de síntesis, ni tratamientos hormonales, etcétera.
2 Los alimentos de origen animal, como los huevos, la leche y sus derivados y la carne, que provienen de la ganadería extensiva, es decir, que han vivido en libertad (parcial o totalmente) y que no han sido sometidos a tratamiento hormonal para obtener mayor rendimiento.
3 Los que no han sido manipulados genéticamente.

Por otra parte, es preciso que evites los tóxicos como el café, el tabaco o el alcohol. De hecho, no se consideran alimentos

55

como tal y forman parte únicamente de dietas inadecuadas, pues sobrecargan la función depurativa del organismo.

Finalmente, la forma de preparación de los alimentos también es importante, ya que un exceso de un tipo determinado de preparación, como por ejemplo un exceso de fritos, de cocidos, de encurtidos, de alimentos de sabor salado, etcétera puede estar en el origen de un desequilibrio nutritivo.

En la menopausia, hay muchas cosas que cambian. Para que cambien a mejor, deberás adoptar un papel activo en tu cuidado. Si normalmente llevas una buena higiene de vida, sabes de qué estamos hablando. Si no, puedes comenzar a cuidarte ahora mismo. ¿Para qué? Para prevenir los riesgos que conlleva la llegada de la menopausia, para minimizar los síntomas de esta etapa, para que cualquier afección que tengas o que puedas tener no degenere ni vaya a más, para recuperar las riendas de tu salud y, en definitiva, para quererte más. Si crees que hay cosas que puedes mejorar, presta atención a los apartados siguientes.

¿Comes o te alimentas?

«El cuerpo es la más perfecta máquina jamás creada» es un tópico, pero los tópicos no hacen más que ratificar verdades. El mecanismo es sencillo: para que el cuerpo funcione bien, hay que darle lo adecuado, en cantidades suficientes y de buena calidad. ¿Suena eso a limitaciones? En realidad se trata de saber elegir aquello que puede serte útil, es decir, no sólo que sacie tu apetito, sino que proporcione un beneficio adicional a tu salud. Una de las cosas que suele limitar la elección es el desconocimiento de los alimentos. Algunas personas comen el mismo tipo de alimentos siempre: carnes, productos lácteos, pan industrial, arroz blanco, pasta, algunas legumbres y un poco de verdura y fruta, sin olvidarnos del archipresente café con leche y *croissant* de la mañana.

En sí, una dieta a base de estos productos no estaría mal si no fuera porque se suelen comer desequilibradamente y, no sólo nos referimos a la cantidad, sino también a las proporciones en que se consumen (diferentes de lo que el organismo realmente necesita y aprovecha), al modo en que se cocinan y al momento en que se comen. Todo ello influye a la larga en el funcionamiento de nuestra máquina perfecta. Con una alimentación adecuada fortaleces tu organismo, pero si tu dieta está desequilibrada, acabarás por debilitarlo poco a poco, de forma que irá perdiendo poder (poder que más tarde muchos reclaman al «dios de las medicinas»). Hay quien piensa que cuando se llega a la madurez de la vida es normal que el cuerpo sufra las consecuencias del paso del tiempo. Entonces ¿es «normal» sufrir problemas crónicos de digestión, insuficiencia respiratoria, alergias, afecciones vasculares y articulares, etcétera? Pues puede serlo si hay una predisposición genética y además llevas toda la vida comiendo de forma no equilibrada, fumando y tomando medicamentos al primer síntoma de malestar.

Como mujer, tienes bastante peso en la cuestión alimentaria; alimentas a tus hijos desde antes de nacer siguiendo tus propios hábitos y luego influyes tremendamente en ellos hasta que pueden elegir por sí solos: escoges sus primeras comidas a tu parecer: pecho o biberón, papilla hecha en casa o comprada, fruta o bollería... Esto quiere decir que, desde que nacemos, y dependiendo de los hábitos de nuestra madre, nuestro organismo puede ir recibiendo un acopio de toxinas, de colorantes, de espesantes, de aromatizantes o bien de nutrientes sencillos, sanos y naturales, durante toda la vida.

Dime dónde vives y te diré cómo comes...

Y podemos agregar «y de qué padeces». En España, en particular, hay mucha tradición de tomar «platos fuertes», comidas muy elaboradas, guisados de larga cocción, con grasas saturadas como las de los embutidos. Estos hábitos, que se corresponden con una época pasada llena de carencias donde había que arreglárselas con lo que había, han generado una dieta de «excesos» con amplia repercusión en la salud de la población. Afortunadamente los tiempos han cambiado y ahora es posible efectuar una elección consciente de aquello con lo que alimentamos nuestro cuerpo (y nuestra mente). La oferta es cada vez más variada.

Es innegable que el factor cultural, esto es, la sociedad en que vivimos, tiene mucho que ver. Por ejemplo, se sabe que las mujeres orientales, que siguen un tipo de vida y de dieta tradicionales, sufren mucho menos los síntomas de la menopausia y, en general, no tienen tanta predisposición a las enfermedades cardiovasculares como sus congéneres occidentales. Este hecho indica que la alimentación constituye un factor determinante que además pasa de generación en generación. Los especialistas en nutrición generalmente coinciden en que nosotros pecamos de excesos: demasiada grasa, demasiado azúcar, demasiadas proteínas ¡demasiadas calorías! Los resultados se traducen en problemas de corazón, de articulaciones, etcétera. Si, por ejemplo, mirásemos hacia Japón, veríamos predominantemente una mesa con platos de pescado, arroz, soja y sus derivados, en lugar de carne, patatas, leche y sus derivados. Pero no se trata de cambiar de nacionalidad, sino de mejorar nuestros hábitos.

Cuidado con la intoxicación

Si nos proponemos llevar a cabo la limpieza de nuestro organismo, habremos de empezar por cuidar el órgano estrella: el hígado. Su labor es extraordinaria: filtra toxinas y tiene mucho que ver con nuestro buen estado de inmunidad. Si lo hacemos trabajar en exceso, es decir, si introducimos en el organismo más toxinas de las que puede eliminar, éstas permanecen en nuestro cuerpo, donde se van acumulando, hasta llegar a la autointoxicación, estado morboso consecutivo a la presencia de toxinas en el tracto digestivo. Para muchos autores, este estado, mantenido durante mucho tiempo, es el responsable de situaciones como la alergia (desequilibrio inmunitario) o de alteraciones hematológicas como la mastocitosis.

Las toxinas de origen interno también pueden deberse a una alteración de la flora intestinal; por ejemplo, medicamentos como los antibióticos destruyen microorganismos sumamente valiosos que viven en nuestro intestino, como los *Lactobacillus acidophillus*, unas defensas naturales que pueden ayudar a reducir la tasa del colesterol «malo» y la intolerancia a la lactosa, entre otros beneficios.

Cuando se produce una intoxicación en el organismo, se manifiesta en forma de enfermedad; por eso es muy importante prestar atención al cuidado del hígado y mantener el buen estado de los intestinos, así como regenerar la flora bacteriana. Por este camino se puede hacer frente a la mayoría de trastornos, ya que, cualquiera que sea el origen de las toxinas, éstas se metabolizan en el hígado. Raymond Dextreit decía que «no hay cura para ninguna enfermedad, ni verdadera salud, sin un hígado sano y en perfecto funcionamiento.»

Cómo limpiar el organismo

Nunca es tarde para hacer una limpieza orgánica, sino que más bien podemos decir que es necesario hacerla periódicamente. Las épocas ideales suelen ser los cambios de estación, por ejemplo en otoño y primavera, en que se puede idear un plan cuya finalidad sea la de preparar el organismo para que reciba los cambios: el clima es diferente y lo que comemos, también.

En general, lo recomendable es llevar a cabo un drenaje de los órganos y esto se consigue dándole unas pequeñas vacaciones a nuestro sistema digestivo. Pero vamos por partes, porque la higiene orgánica requiere una serie de pasos:

- **Limpieza intestinal:** en realidad es lo primero que debemos hacer para eliminar toxinas y mejorar el estado inmunitario. Es como si arreglaras la casa y, antes de pintar las paredes, primero tuvieras que quitar la pintura vieja, que está bastante incrustada. Puedes usar productos naturales para hacer el drenaje como el *carbón vegetal* o el *áloe vera*, que actúan en profundidad; incluso en las tiendas de dietética puedes encontrar preparados especiales para hacer limpieza de colon. El áloe vera u otros productos con *rábano negro* y *lactobacillus*, además, ayudan a regenerar la flora bacteriana intestinal. En el campo de la fitoterapia hay colaboradores interesantes para esta tarea barredora, como el *regaliz* (que, además de tener un ligero efecto laxante, es un desintoxicante hepático), *la cáscara de semilla de psyllium* y *las semillas de lino*, entre tantas otras plantas que puedes encontrar. Finalmente, una opción magnífica para desintoxicar el hígado en primavera es la raíz de diente de león, ya que además de actuar sobre el hígado y la vesícula biliar, y su leve acción diurética, tiene un efecto depurativo más general debido a que estimula inespecíficamente la función celular y el metabolismo, probablemente gracias a los enzimas vegetales que esta planta posee.
- **Ayuno:** es una práctica poderosa que nos permite purificar el organismo cada cierto tiempo. No debería asustarte iniciar un ayuno, aunque, si nunca lo has hecho, lo más prudente es que consultes con un profesional. Hay varias formas de hacerlo; para algunos, el tiempo recomendado es un período no inferior a tres días porque se supone que es el tiempo en el que el organismo, al no recibir alimentos, empieza a hacer uso de las reservas de que dispone y es a partir de ese momento cuando la limpieza se lleva a cabo, mientras que para otros la mejor elección es ayuno de un día a la semana para mantener el metabolismo limpio y en forma. Si el ayuno va a durar más de 24 horas, unos días antes hay que comenzar con la limpieza intestinal diaria, incluso con la ayuda de enemas si es necesa-

rio, y el día previo al ayuno debe hacerse una dieta sencilla, es decir, una dieta en la que consumas frutas (y sus zumos), arroz integral y verduras. El ayuno en sí mismo consiste en ingerir únicamente líquidos (cura hídrica): fundamentalmente agua limpia e infusiones, aunque algunos prefieren incorporar zumos de frutas y de verduras. También está la famosa cura del *sirope de arce*, un preparado que se elabora con la savia del arce, zumo de limón, guindilla y agua y del que se beben dos litros diarios. Este sirope se vende en las tiendas de dietética y lo recomiendo personalmente, ya que mientras tu organismo se limpia, evita que tengas sensación de hambre y, en cambio, hace que notes un aumento de la energía vital. Es ideal practicar el ayuno en vacaciones, al margen de las responsabilidades habituales, y mejor aún en un sitio en contacto con la naturaleza.

- **Lavativas:** es una vieja técnica de gran eficacia que vale la pena rescatar para seguir el plan de «limpieza a fondo». Puedes hacerte enemas de uno o dos litros con agua tibia, sola o con alguna infusión como la manzanilla, la salvia o la cola de caballo. ¿Cuántas veces hay que hacerse el lavado rectal? La asociación médica francesa Kousmine recomienda que esta práctica se efectúe una vez a la semana durante dos o tres meses.

- **Monodietas:** si el ayuno te parece algo difícil de llevar a cabo (aunque no lo es y por los resultados que proporciona vale la pena intentarlo), puedes seguir las monodietas. Se trata de consumir un solo tipo de alimento durante los días que hayas destinado a la cura: tres, siete, nueve días. Las más efectivas suelen ser las monodietas de manzanas, de uvas (ideal en otoño), de fresas (ideal en primavera), de avena, de arroz integral, de zumos de verdura y de zumos de frutas.

Recomendaciones básicas para depurar el organismo

- Primero es preciso hacer una limpieza intestinal con productos naturales que ayuden a conseguir una evacuación profunda y con lavativas.

- Hacer curas periódicas (al menos dos veces al año) mediante el ayuno o las monodietas.
- Antes de llevar a cabo las curas, es necesario reducir progresivamente el consumo de alimentos y seguir el camino inverso al salir de ellas. Esto es importantísimo; un dicho oriental afirma que «cualquier tonto puede ayunar, pero sólo una persona inteligente sabe romper un ayuno». De esta manera, el organismo se adapta progresivamente a los cambios.
- Durante las curas depurativas hay que prescindir de sustancias como el té, el café, el alcohol y el tabaco. Bebe abundante agua e infusiones sin azúcar o con un poco de miel.
- Utiliza preferentemente productos de procedencia biológica (son los únicos que tienen garantía de estar libres de toxinas).
- Aprovecha la fase de desintoxicación para procurarte descanso y relajación.

Con estos sencillos consejos puedes obtener resultados sorprendentes, comenzando por el de la limpieza de tu organismo; es la manera más natural de sentar las bases para fortalecer las defensas de tu sistema inmunológico. Cualquier escollo que se presente en el período perimenopáusico será más fácil de sortear con un cuerpo sano. Pero dijimos que esto constituía las bases, los cimientos; a partir de ahí continúa la colocación de los ladrillos, y según la calidad del material que emplees tendrás estructuras más o menos sólidas. Vamos a hablar de ello, de los alimentos.

Comer bien en la menopausia

Nuestro organismo necesita una serie de sustancias que le son indispensables: proteínas, grasas, hidratos de carbono, minerales, vitaminas, oligoelementos y agua. Ahora bien: lo que verdaderamente importa es la calidad de todas estas sustancias. Tal y como comentamos antes, además de saciarte, el alimento te ha de nutrir y has de obtener de él un beneficio para tu salud.

Durante la menopausia hay productos que es mejor evitar si no quieres aumentar tu riesgo de colesterol elevado o de osteoporosis, pero existen otros que sí se recomiendan, como los que contienen *fitoestrógenos*, que pueden ayudar a reducir los síntomas característicos de la menopausia. Es posible que descubras nuevos alimentos en las páginas siguientes y te animamos a que los pruebes si no los conoces. Para familiarizarnos con los grupos de alimentos, te proporcionamos una breve descripción de cada uno de ellos.

- **Las proteínas:** forman la estructura del cuerpo; son los materiales de construcción y mantenimiento plástico de nuestro organismo. Se estima que la ingestión de proteínas debe representar entre el 12 % y el 15 % del aporte calórico total (entre 0,5 y 2 g de proteínas al día por kilo de peso, aproximadamente). Un exceso de proteínas en la dieta ocasiona lo que comentamos antes: el hígado y los riñones se ven sometidos a «trabajos forzados» para eliminar los residuos, y, como vimos anteriormente, para muchos autores es una de las causas más frecuentes de osteoporosis.
- **Las grasas o lípidos:** son los nutrientes que proporcionan más energía calórica. Forman parte estructural de nuestro organismo, ya que están presentes en las membranas celulares, y constituyen la base fundamental para la síntesis de algunas hormonas, como las sexuales o las suprarrenales. También son un vehículo para algunas vitaminas que necesitan un medio graso para ser absorbidas por el organismo: las vitaminas liposolubles A, D, E, F y K. Las grasas pueden tener un origen vegetal («insaturadas», salvo algunas excepciones) o animal («saturadas» o también llamadas «hidrogenadas»).
- **Los hidratos de carbono, azúcares o glúcidos:** funcionan en el organismo de modo similar a como lo hace el combustible en el automóvil: sin ellos no podríamos arrancar. Están presentes en casi todos los alimentos, aunque en diferentes canti-

dades. Además, según su rapidez de absorción intestinal y de combustión, se clasifican en azúcares rápidos (como los de la fruta, la miel, o el propio azúcar blanco) y azúcares lentos (principalmente los de los cereales, legumbres, almidones como la patata, las castañas o los boniatos). El exceso de azúcares no «gastados» se almacena en forma de grasa.

- **Las vitaminas, los minerales y los oligoelementos:** son precisos en cantidades mínimas, y permiten la transformación de los alimentos o para extraerles la energía que contienen. Pueden ser hidrosolubles (solubles en agua) o liposolubles (solubles en un medio graso).

Básicamente prestaremos atención a estos tres grupos. Tal como dijimos, algunos de ellos te beneficiarán más que otros. Vamos a ello.

Es mejor reducir el consumo de...

Leche

En la naturaleza la leche es sólo un alimento para los lactantes. El hombre ha extendido su uso más allá de la lactancia pero no hay que olvidar que, a pesar de lo que digan las campañas publicitarias, la leche no es un alimento imprescindible después de los dos años de edad y, por añadidura, suele ser la responsable de más de un trastorno porque aumenta la formación de mucosidades. Para la medicina tradicional china, también produce «humedad» en el organismo, que favorece el estancamiento energético del bazo, con el consiguiente acúmulo de peso. Hay otras opciones vegetales que puedes utilizar en su lugar: la mejor es la leche de soja, pues, como veremos, las isoflavonas que contiene te protegen contra diversas enfermedades; también puedes tomar las bebidas de arroz, de avena, de almendras y de avellanas. Puedes consumirlas solas o preparar casi los mismos platos que sueles elaborar con leche de vaca.

Productos refinados

Hablar de productos refinados es lo mismo que hablar de productos desvitalizados, pues han sido despojados de algunos de los nutrientes que los alimentos ecológicos poseen. Las harinas blancas, los panes blancos, el arroz blanco o la bollería industrial son ejemplos de ello.

En otros tiempos, el consumo de pan blanco estaba asociado a las clases altas, y la cáscara de los cereales que se quitaba (que contiene vitaminas A, B y E y minerales como el manganeso, el cobalto, el cromo y el zinc) se utilizaba como pienso para el ganado. Hoy sabemos que ni es sano comer el pan blanco industrial, ni el ganado debe alimentarse con el salvado de los cereales.

El pan que encontramos en las panaderías es un producto elaborado con un poco de harina blanca y un mucho de otras sustancias que se añaden para obtener un producto crujiente, esponjoso y sabroso, sí... pero sólo durante 12 horas, pues al día siguiente se transforma en una masa dura incomible. Esto se hace extensivo a los productos de pastelería y bollería industrial que, además de estar elaboradas con harinas empobrecidas, contienen una buena cantidad de azúcar blanco y de grasas saturadas (grasa animal o margarinas hidrogenadas), un cóctel que no hace más que almacenar toxinas en tu organismo.

Alimentos con aditivos

Puede parecer una utopía escapar al «contagio» de los aditivos en esta sociedad tan industrializada; casi todo lo que compramos en el supermercado que está envasado contiene algún tipo de aditivo, algunos inocuos, otros no tanto (aunque estén autorizados). Dentro de este grupo se encuentran los colorantes, los acidulantes, los conservantes, los antioxidantes, los estabilizantes, los aromatizantes, los edulcorantes, los antiapelmazantes... ¡la lista es realmente larga! Todos están codificados con las famosas siglas «E». Resulta conveniente que leas las etiquetas de lo que vas a comprar, y que consumas más alimentos frescos, caseros y, dentro de lo posible, de procedencia biológica. Cuantos menos productos químicos incorpores a tu organismo, mucho mejor.

Grasas saturadas

Hoy día sabemos que el consumo en exceso de este tipo de grasas es responsable de más de un trastorno serio. Tomar demasiadas grasas saturadas se traduce en aumento de colesterol, problemas articulares y obesidad.

Algunos estudios recientes apuntan hacia una posible responsabilidad del exceso de grasas saturadas sobre algunos tipos de cáncer. Las encontramos en alimentos de origen animal como la mantequilla, los huevos, la nata, los productos lácteos de leche entera, la manteca de cerdo, los embutidos y las carnes (sobre todo las rojas). Pero atención, porque hay otras grasas saturadas que pueden ser de origen vegetal, como las del aceite de palma o de coco.

Caso aparte es la margarina: el aceite vegetal del que está hecha se manipula para que se mantenga sólido a temperatura ambiente. Para ello se le inyecta hidrógeno a alta presión y temperatura; esta «hidrogenación» (saturación) transforma parte de las grasas en unas sustancias llamadas *ácidos grasos trans*. Las grasa de este tipo son tan dañinas o más que las saturadas. Hace unos años un grupo de investigadores de Dinamarca descubrió que dosis elevadas de grasas trans aumentaban considerablemente el nivel de colesterol LDL («el malo») en la sangre y reducían la tasa de HDL («el bueno»).

Si de todas maneras prefieres seguir comiendo carne, es mejor que la escojas magra y de procedencia biológica, igual que los huevos y la mantequilla. Y a propósito de la mantequilla, hay en el mercado alternativas vegetales como el tahine (elaborado con semillas de sésamo), la mantequilla de cacahuete y otras que, si no las conoces, te sorprenderán gratamente. ¡Anímate a probarlas!

> ## *Ten en cuenta* ...
>
> Recuerda que suele haber una buena cantidad de grasas saturadas «escondidas» en muchos alimentos de elaboración industrial; por eso es mejor que leas las etiquetas de los alimentos que compres. Resulta muy frecuente que te encuentres con que hay cantidad de sustancias grasas en ellos, como mantecas, grasas vegetales hidrogenadas, leche entera, huevos, quesos, etcétera (además de sal, azúcar... y la inevitable lista de aditivos químicos).

Azúcar

Nos referimos a los azúcares rápidos, que, si bien proporcionan energía rápida, también se acumulan fácilmente en forma de grasa, un camino que conduce al exceso de peso. Es mejor que te inclines por los azúcares de absorción lenta, que están presentes en alimentos como los cereales o las legumbres. Respecto del azúcar propiamente dicho, lo más inteligente consiste en suprimirlo de la dieta, pues cuando el organismo necesita glucosa ya la obtiene de alimentos como el pan, la fruta y los cereales. Por otro lado, el azúcar está catalogado como uno de los «ladrones» de calcio, sobre todo el azúcar blanco, que es un alimento desvitalizado que no aporta más que energía de rápido consumo. Finalmente, incluimos en este apartado los refrescos azucarados que tienen un alto contenido de fósforo (en forma del aditivo ácido fosfórico). Este mineral es útil en pequeñas cantidades para la absorción del calcio, pero en grandes cantidades produce el efecto contrario. Hace muchos años, el azúcar que se consumía era el que provenía de la caña de azúcar, propia de zonas tropicales. Como resultaba muy costoso, con el tiempo se desarrolló la técnica de producir azúcar blanco a partir de la remolacha refinada varias veces; de este modo se consiguió que su precio fuera mucho más económico para el bolsillo, pero más caro para la salud, ya que este proceso de refinamiento despoja al producto de minerales y vitaminas. La variante natural es el azúcar integral de caña, cuyo jugo se deja en maceración hasta que el líquido se evapora y quedan unos pequeños cristales de color marrón y de textura granulada y húmeda que conservan todo su contenido vitamínico-mineral. Otra buena opción, sin duda, es la miel, un alimento vivo rico en enzimas que además tiene propiedades terapéuticas: ayuda a retener el calcio, ayuda a equilibrar las acumulaciones de ácidos en el organismo, es levemente antiséptica y funciona como un tónico para la salud en general. La única condición para que conserve estas propiedades benéficas es que se haya extraído en frío (por centrifugación en frío y escurrimiento instantáneo) porque el calor altera sus propiedades.

Ten en cuenta que el azúcar...

Es escasamente nutritivo.

Eleva rápidamente el nivel de glucosa en la sangre.

Inutiliza el calcio, por lo que favorece la osteoporosis.

Contribuye al descenso de los niveles de vitaminas B y C y de minerales como el magnesio y el cromo.

Propicia el aumento de peso, las caries dentales y, en algunos casos, las infecciones urinarias.

Sal común

Tanto el azúcar como la sal son sustancias que están contenidas en muchos alimentos, por lo que es recomendable no excederse en las cantidades que ingerimos. El contenido en sal de la leche entera es de unos 48 mg/100 g de producto; el de los higos secos, 37 mg/100 g; el del melón o el de las pasas de Corinto, unos 20 mg/100 g; el de la levadura de cerveza, unos 77 mg/100 g; el del jamón dulce, 876 mg/100 g. Y el organismo necesita unos 100 mg diarios. ¡No te olvides de leer las etiquetas de los alimentos que compres! Insistimos en ello porque puedes encontrarte con que hasta algunos postres dulces de confección industrial tienen sal añadida. Ten en cuenta que el exceso de sal puede conducir a una situación de hipertensión arterial. De todos modos, a la hora de elegir es mejor optar por la sal marina (de secado natural y sin aditivos), sal de hierbas o tamari (un condimento a base soja fermentada). Otro factor que debes tener en cuenta es que el sodio funciona en estrecha colaboración con el potasio (a mayor consumo de sodio, mayor necesidad de potasio); por ello también hay que procurar no excederse en el consumo de sustancias que provocan pérdida de potasio, como el alcohol, el café, el azúcar, los diuréticos y algunos laxantes, y asegurar un buen aporte de este mineral tomando patatas, legumbres, champiñones, espinacas, jengibre, hinojo, coliflor, boniato, almendras, cacahuetes, castañas, pipas de girasol, uvas pasas, plátanos, etcétera.

Alcohol

Beber una copa de vino ocasionalmente no suele ser un problema, sobre todo si se trata de vino bueno (de procedencia biológica y sin aditivos de ningún tipo); el zumo de uva negra y el vino tinto contienen la beneficiosa molécula conocida como *resveratrol*, una sustancia contenida en la uva negra que parece actuar de manera muy positiva en la prevención de algunos tipos de cáncer.

El problema con el alcohol comienza cuando su consumo se vuelve habitual, excesivo, adictivo o no controlado, ya que entonces tiene una larga lista de efectos indeseables: desde la inhibición de la correcta absorción de nutrientes como las vitaminas del grupo B y minerales como el zinc, el magnesio y el calcio (imprescindibles para mantener la densidad ósea y prevenir la osteoporosis), hasta la correspondiente sobrecarga de trabajo para el hígado, órgano que durante la menopausia es especialmente sensible pues se encarga de procesar y eliminar ciertas toxinas que pueden provocar las hormonas en este proceso de cambios. Por otra parte, el alcohol produce una situación de estrés, pues, después de haberlo consumido, aumenta la secreción de adrenalina, que puede causar ansiedad, irritabilidad, aumento de la tensión arterial, hipoglucemia, etcétera.

Tabaco

Nunca parece ser suficiente lo que se diga sobre el tabaco: la gente sigue fumando a pesar de que es el veneno legal de consumo más masivo que existe. Durante la menopausia resulta especialmente destructivo, ya que destruye nutrientes vitales, sobre todo vitamina C, cuyo metabolismo se altera de modo radical provocando su rápida destrucción. Gran parte de la vitamina C que se aporta al organismo se «gasta» en neutralizar los tóxicos del humo del tabaco: con cada cigarrillo que se fuma, se destruyen entre 25 y 30 mg de vitamina C; es decir, que con un paquete al día se necesita por lo menos tomar el equivalente a dos litros de zumo de naranja exprimido solamente para compensar las pérdidas. Y no olvidemos que la vitamina C es un muy buen antioxidante (neutraliza los radicales libres), un reforzante del sistema inmunológico (aumenta las defensas) y un nutriente necesario para la producción de colágeno (cuya insuficiencia aumenta el riesgo de osteoporosis, además de sus efectos sobre la piel).

El tabaco también libera adrenalina, en este caso a través de la nicotina (la droga adictiva más veloz que se conoce: llega al cerebro en sólo siete segundos). Esta descarga de adrenalina contrae los vasos sanguíneos y entorpece la buena circulación sanguínea, factor que puede agravar los problemas circulatorios, entre los que se cuentan los sofocos característicos de la menopausia.

En general el cutis de las mujeres que fuman pierde su elasticidad, se deteriora y envejece con más rapidez que el de las que no fuman, gracias a la nicotina; al llegar la menopausia la situación empeora porque la capa adiposa se reduce y, como consecuencia, la firmeza y la suavidad de la piel disminuyen notablemente.

Ten en cuenta que el tabaco...

Incrementa la destrucción de estrógenos.

Empeora los sofocos.

Intoxica la sangre.

Ocasiona arrugas prematuras.

Aumenta al doble el riesgo de padecer osteoporosis.

Eleva exageradamente los riesgos de padecer trastornos cardiovasculares.

Puede producir bronquitis crónica, enfisema pulmonar y cáncer (sobre todo de pulmón).

Cafeína

Pertenece a un grupo de sustancias llamadas *metilxantinas*, que encontramos en el café, el té, el chocolate, los refrescos de cola, el cacao y algunos fármacos analgésicos o antimigrañosos. Lo comentado acerca de la adrenalina en los apartados del alcohol y el tabaco se hace extensivo a la cafeína: consigue que aquélla se produzca en exceso y trae aparejados trastornos similares. Además, el té y el café poseen efectos diuréticos que pueden causar pérdidas de nutrientes como el zinc, el calcio, el hierro y el magnesio entre otros, cuyo aporte en esta etapa resulta esencial.

Por último, cabe añadir que algunos estudios han relacionado las *metilxantinas* con la aparición de dolores en los senos, así como con la formación de quistes o de bultos fibroquísticos.

En lugar de tomar café te recomendamos que pruebes con los sucedáneos a base de malta, achicoria o mezcla de cereales; en cuanto al té, tienes muchas opciones: té verde, té rooibos, té de tres años, té rojo...

Y aumentar el consumo de...

Alimentos integrales

A diferencia de lo que comentamos en apartados anteriores sobre los productos refinados, los productos integrales son alimentos mucho más completos, por su gran aporte de fibra, vitaminas y oligoelementos.

Además, el salvado (la capa externa del cereal) tiene la capacidad de absorber agua e hincharse, lo que contribuye al esponjamiento del bolo alimenticio, favoreciendo la digestión y la evacuación, y evitando molestias en el tracto intestinal y en el recto (como, por ejemplo, las hemorroides).

Sin embargo, tal vez la ventaja más importante que aportan estos alimentos sea su capacidad saciante. Una dieta a base de productos integrales garantiza el aporte necesario de sustancias nutritivas sin tener que ingerir grandes cantidades de comida y permite que el organismo reponga la energía con mucha mayor rapidez. Por ello es preferible que escojas, por ejemplo, pan integral, aunque aquí también debemos realizar una aclaración: no nos referimos al que puedes encontrar envasado en el supermercado («de molde») o en las panaderías convencionales, que es igual que el pan blanco que comentamos antes pero con el agregado de un puñado de salvado de trigo. En realidad hablamos del pan artesano hecho con harina integral (resulta importantísimo que sea de cultivo biológico), levadura madre (no química), sal marina y nada más, sin aditivos de ninguna clase. Su sabor es distinto, algo rústico, pero su calidad nutricional es muy superior a la del pan blanco. Los cereales y sus derivados, como las harinas y las galletas, también es mejor consumirlos integrales. En especial el arroz integral (siempre y cuando sea de cultivo biológico) es un alimento perfecto para hacer una cura de desintoxicación; además presenta un alto poder saciante y su cantidad de fibra favorece la evacuación intestinal. Pero ten en cuenta que existen muchas opciones de cereales (véase el recuadro), algunas tal vez te resulten nuevas.

Cereales y legumbres, ¿qué hay de nuevo?

Algunos de estos alimentos son de sobra conocidos por la mayoría de la gente. Otros no se encuentran con tanta frecuencia en la mesa. Te animamos a que los descubras.

Cereales		*Legumbres*
Arroz integral	Cuscús	Alubias
Avena	Quinoa	Azukis
Cebada	Trigo bulgur	Garbanzos
Espelta	Trigo sarraceno	Guisantes
Mijo		Soja
Polenta		Lentejas

Las personas con intolerancia al gluten (celíacos) deben evitar el trigo, el centeno, la avena y la cebada.

La importancia de la fibra

La fibra soluble es la que mejor puede realizar la desintoxicación de tu organismo, ya que ayuda a eliminar los residuos del intestino. Este tipo de fibra se hidrata, se ablanda y aumenta de tamaño, por lo que produce mayor saciedad. Puedes encontrarlas en alimentos como el arroz integral, la avena y la pectina de la manzana entre otros.

Los alimentos biológicos, la mejor opción

Todos los alimentos que mencionamos en este apartado tienen aún más beneficios cuando provienen de la agricultura biológica. ¿Por qué? Porque son los únicos que cuentan con una garantía de que han sido cultivados bajo estrictas normas para que conserven sus propiedades naturales y sin perjudicar el medio ambiente. Para ello se prescinde de productos químicos como plaguicidas, herbicidas, fertilizantes artificiales, ceras, hormonas, antibióticos y otros aditivos que sí están presentes en muchos alimentos no biológicos. Estos productos químicos no son inocuos para nuestro organismo ni para el medio ambiente, ni aun en dosis mínimas, como tampoco lo son sus efectos a largo plazo. Los cultivos biológicos benefician a corto plazo a los consumidores, ya que en lugar de consumir toxinas, aportan más nutrientes a nuestro organismo; y a largo plazo resultan un beneficio para el planeta.

Alimentos «vivos»

Existen determinados grupos de alimentos que son una auténtica inyección vital. Algunos son «viejos conocidos»; otros, seguramente no tanto, aunque vale la pena incorporarlos a la dieta. Entre los muy conocidos tenemos las frutas y las verduras, verdaderos concentrados de nutrientes, sobre todo cuando los consumimos crudos. Nos proporcionan vitaminas, minerales, proteínas, enzimas, agua y fibra, y prestan un valioso servicio como «limpiadores de residuos», ya que la fibra que contienen estimula el peristaltismo intestinal y barre las toxinas. Si tienes la mucosa intestinal sensible y no toleras bien las verduras crudas, puedes consumirlas cocidas, pero cuanto menos contacto con el fuego, tanto mejor; por ejemplo, cocinarlas al vapor es una excelente opción. Las frutas también son importantes; contienen agua fisiológica de alta calidad y son ricas en vitaminas y minerales antioxidantes. Si sufres problemas digestivos, es preferible que las consumas al principio o separadas de las comidas principales (no como postre, por ejemplo), ya que los azúcares de las frutas son de asimilación rápida, por lo que interfieren en la metabolización de los otros alimentos que necesitan más tiempo, de modo que se producen procesos de fermentación, flatulencias y digestiones lentas.

También hemos mencionado antes que la miel es un alimento vivo, rico en enzimas, y constituye un magnífico sustituto del azúcar común, pero siempre teniendo en cuenta que su extracción se haya realizado en frío.

Otro de los alimentos que merecen incorporarse a la dieta habitual es el grupo de los germinados. Seguramente habrás visto bandejas con germinados de soja o de alfalfa en las estanterías de verdulerías y supermercados, pero también puedes comprar las semillas en una casa de dietética y hacer que germinen en casa, es muy fácil. Estas semillas germinadas tienen la capacidad de transferir energía vital, ten en cuenta que son creadoras de vida; por cuanto dan origen a una nueva planta y, como se toman sin cocinar, también conservan su máximo valor nutritivo. Son muy buenos energizantes los brotes de alfalfa, berro, fenogreco y trigo, aunque hay muchas variantes más (rabanito, col, brécol, coliflor, lechuga, etcétera). Todos poseen propiedades protectoras; por ejemplo, los germinados de lenteja verde previenen contra el envejecimiento precoz.

Germinar en casa

Existen aparatos para germinar las semillas, pero también puedes conseguirlo sin ellos: compras las semillas en una herboristería (hay muchas variedades), las lavas y las pones en un plato hondo lleno de agua. Al día siguiente viertes el agua, aclaras las semillas y continúas con el mismo procedimiento cada día hasta que veas que aparecen los brotes germinados (al cabo de dos a cuatro días). Después sólo tendrás que lavarlas cada día y dejarlas en un lugar bien ventilado. Si haces germinar pequeñas cantidades, podrás consumirlas a diario como verdura fresca. ¿Cómo? Incorpóralas a la ensalada y alíñalo todo junto con un buen aceite de oliva virgen.

Alimentos antioxidantes

Son aquellos alimentos que contrarrestan los efectos dañinos que ejercen los radicales libres sobre el organismo. Estos agentes producen un deterioro en las células cuyas consecuencias pueden ir desde el envejecimiento prematuro hasta el cáncer, pasando por el cansancio, la dificultad de concentración u otras afecciones. Los factores que propician la producción de radicales libres son la contaminación ambiental, el tabaquismo, la exposición a radiaciones (como los campos electromagnéticos de la mayoría de domicilios urbanos actuales), una alimentación inadecuada, el consumo excesivo de medicamentos, el estrés físico y emocional, etcétera.

Para protegerse de estos «ataques», nuestras células se valen de unos enzimas que degradan, neutralizan o bien nos desintoxican de los radicales libres: son los enzimas antioxidantes propios de nuestro metabolismo (como la superóxido dismutasa, la catalasa y la glutatión peroxidasa). Sin embargo, si no hay suficientes antioxidantes para combatir el número de radicales libres que han penetrado en nuestro organismo, es necesario recurrir a alimentos ricos en antioxidantes (o tomar suplementos de estos enzimas) para que los daños no proliferen. Los alimentos con propiedades antioxidantes que merece la pena que incorpores a tu dieta por sus innumerables beneficios son los siguientes:

- **Ajos y cebollas:** poseen unas sustancias químicas llamadas *organosulfuros* que estimulan la producción de enzimas neutralizantes de algunos carcinógenos. Sus máximos beneficios se obtienen si se consumen en crudo. El ajo presenta innumerables propiedades beneficiosas para el organismo: proporciona defensas contra las radiaciones y el cáncer, fluidifica la sangre, disminuye la tensión arterial, reduce el colesterol LDL, etcétera.
- **Arándanos:** los arándanos y otras frutas de color morado contienen *antocianinas*, unas sustancias que se han revelado como agentes destructores de algunos de los carcinógenos más comunes.
- *Carotenos*: son sustancias antioxidantes que están presentes en los vegetales de color naranja o amarillo: zanahorias,

boniatos, calabaza, melocotón, albaricoque, etcétera, aunque también están presentes en algunos vegetales verdes, como las espinacas y el perejil.

- **Cítricos:** en particular hablamos de la naranja, el limón y la lima, frutas que contienen *limoneno* en abundancia, una sustancia que estimula la producción natural de un tipo de enzimas que preparan células *killer*, es decir, destructoras de procesos como el cáncer. Además contienen vitamina C, un estimulante de las defensas del sistema inmunológico que previene el envejecimiento prematuro.

- **Crucíferas:** es la familia de verduras (col blanca, col lombarda, col de Bruselas, coliflor, brécol) con más antioxidantes. Su principio activo es el *sulforafano*, una sustancia que estimula al organismo para que produzca una enzima que desactiva los agentes cancerígenos. Además, las crucíferas contienen gran cantidad de vitamina C.

- **Remolacha:** contiene varios de los agentes anticancerígenos más potentes. Respecto a la envasada, la remolacha fresca presenta mayor cantidad de *ácido fólico*, un componente del grupo de vitaminas B que, entre otras cosas, protege al organismo contra los trastornos cardíacos y el cáncer de colon.

- **Té verde:** su gran poder antioxidante se debe a unas sustancias llamadas *polifenoles*. Está considerado como un anticancerígeno y como uno de los mejores preventivos del envejecimiento prematuro.

Alimentos fermentados

Mantienen la flora intestinal en buen estado, de modo que contribuyen a protegerte contra toxinas e infecciones. En realidad también son alimentos vivos, puesto que el proceso de fermentación lo producen bacterias benéficas. Entre estos alimentos encontramos los siguientes:

- **Chucrut:** esta col fermentada contiene enzimas y ácido láctico que le confieren propiedades regeneradoras de la flora intestinal; además actúa contra las enfermedades reumáticas y la anemia, y ayuda a eliminar toxinas.

- **Kéfir:** se trata de una leche fermentada que debe sus beneficios al ácido láctico, que ayuda a fortalecer el sistema inmunitario. Otra buena cualidad del kéfir es que resulta mucho más digestivo que la leche.
- **Miso:** los japoneses atribuyen al miso el secreto de su longevidad. Es una pasta fermentada obtenida de la soja que contiene una flora bacteriana inestimable, la cual ayuda en el proceso de la digestión, elimina toxinas y purifica los intestinos. Además se sabe que contiene una sustancia llamada *melanoidina*, que es un agente que inhibe la acción de los radicales libres.
- **Tempeh:** este alimento se obtiene a partir de la fermentación de las habas de soja. Es una de las proteínas vegetales menos conocida, pero que proporciona muchos beneficios para la salud.
- **Umeboshi:** son ciruelas fermentadas con una elevada proporción de ácido cítrico que facilita la eliminación de toxinas del organismo. A pesar de su sabor ácido, es un alimento que deja un residuo alcalino, y se puede tomar directamente o bien mezclado en alguna preparación. Posee una acción antivírica y refuerza la flora intestinal.
- **Yogur:** al tratarse de leche fermentada, como el kéfir, tiene propiedades similares. Su consumo regular mejora las funciones intestinales y refuerza el organismo para pueda hacer frente a las infecciones microbianas y víricas.

Alimentos con fitoestrógenos

Los fitoestrógenos o fitohormonas son estrógenos procedentes de las plantas que tienen afinidad con los receptores celulares de nuestro cuerpo. Esto significa que, en el período perimenopáusico, como el organismo produce menos estrógenos, los fitoestrógenos se pueden utilizar como complemento para reducir los síntomas característicos de la menopausia.

Puedes encontrarlos en alimentos como:

- **Legumbres:** soja (en todas sus formas, excepto en el tamari); lentejas (especialmente en su forma germinada); guisantes; alubias (blancas, pintas, negras, rojas); judías verdes; garbanzos (especialmente en su forma germinada).
- **Cereales:** arroz, avena y centeno integrales; cebada perlada.
- **Semillas:** sésamo y lino.
- **Verduras:** hinojo; zanahoria; remolacha; patata; ñame.
- **Fruta:** cerezas; dátiles; manzanas; granadas.
- **Plantas aromáticas y otras plantas:** alfalfa; cimicífuga; dong quai (*Angelica sinensis*); regaliz; trébol rojo; anís verde; salvia; ajo; lúpulo; trufas.

Soja «superstar»

Si hay un protagonista estrella en la lista de fitoestrógenos, ésta es la soja. Contiene unas sustancias llamadas *isoflavonas* que actúan en el organismo reduciendo los sofocos típicos de la menopausia. Además, reducen las posibilidades de desarrollar los tipos de cáncer que dependen de la producción de estrógenos, como los de mama y de ovario, disminuyen la pérdida ósea causada por la caída de la producción de estrógenos en la menopausia. También disminuyen el nivel de colesterol y previenen el infarto de miocardio. Hay muchas formas de consumir soja: en tofu, en hamburguesas vegetales, como germinados, en bebida, yogures, panes, condimentos, etcétera. Ten en cuenta que con una taza de bebida de soja o medio plato de germinados o tofu cubres las necesidades diarias requeridas. Según los expertos, la prueba viviente de tantos beneficios son las mujeres asiáticas, cuya salud antes, durante y después de la menopausia es notablemente mejor que la de las occidentales.

Algas

En nuestra sociedad no es tan habitual el consumo de estos maravillosos vegetales del mar como en la sociedad oriental.

Pero resulta muy beneficioso contar con ellas a la hora de programar un buen régimen dietético.

Además de las recetas especiales con algas, puedes consumirlas simplemente añadiéndolas a cualquier plato de arroz o en ensaladas. Pero primero debes rehidratarlas (ponerlas en remojo) antes de cocinarlas. O también puedes agregarlas al hacer una sopa o un potaje vegetal. En general, en los envases te indican si sólo hay que hidratarlas o si es necesario cocerlas.

Las algas...

Te proveen de buena cantidad de vitamina E, provitamina A (betacarotenos) y ácidos grasos esenciales (linoleicos y alfa-linolénicos). Esta combinación de sustancias contenidas en las algas actúa contra el envejecimiento prematuro y protege la piel y las mucosas de los radicales libres; por ello se consideran muy buenos antioxidantes.

Su contenido en calcio es superior al de cualquier producto lácteo, en particular las algas *izike, wakame y arame.*

Son los alimentos vegetales con más contenido en hierro asimilable que puedes encontrar (supera ampliamente al hígado de buey, que es el que más tiene de entre los productos animales). En este sentido, destacan las algas *espagueti de mar, wakame, nori y kombu.*

Son una fuente importante de proteínas y oligoelementos.

Ejercen una acción antiácida, lo que resulta favorable en el proceso digestivo, contribuyendo a restablecer el equilibrio ácido-base (ver más adelante).

Contienen mucílagos que inhiben la absorción de toxinas en el intestino.

Derivados lácteos

Son productos interesantes desde el punto de vista nutricional, siempre y cuando observes la calidad de lo que ingieres. Es preferible que los consumas moderadamente y de elaboración artesanal. De nuevo los productos biológicos son los que te ofrecen la garantía de un alimento «sano» sin antibióticos, hormonas ni aditivos que luego se traducen en toxinas acumuladas. La mantequilla es una fuente de vitamina D y calcio, pero consúmela de forma ocasional (preferentemente cruda, es decir, sin cocinar), ya que también es una fuente rica de grasas saturadas. Respecto de los quesos, ten en cuenta que las vacas suelen ser alimentadas con piensos de baja calidad (cuando no directamente adulterados) o tratadas con hormonas y antibióticos que van a parar a los productos derivados de su leche que después nos comemos. Tal vez los lácteos procedentes de ovejas y cabras son más beneficiosos, ya que no suele estimularse artificialmente a estos animales para obtener mayor producción de leche.

Pero los productos lácteos más valiosos para nuestro organismo son el yogur y el kéfir. El yogur se elabora con un fermento láctico que contiene microorganismos muy beneficiosos para el organismo; estos beneficios se obtienen sobre todo cuando incluyen bacterias del tipo *Lactobacillus acidophillus* o *Lactobacillus bulgaricus* (también se suelen llamar «yogures probióticos»). El kéfir también se produce por una fermentación, en este caso hidroalcohólica, mediante la acción de bacterias y levaduras que descomponen los nutrientes de la leche en otros más simples. Esto hace que quienes tienen intolerancia a la lactosa puedan tomarlo y conseguir un buen aporte de calcio, por ejemplo para prevenir la osteoporosis. Además, el consumo habitual de yogur y de kéfir mejora las funciones intestinales y refuerza el organismo frente a las infecciones microbianas y víricas.

Proteínas vegetales

Últimamente, volvemos a tener un gran debate en torno a las carnes animales: «vacas locas», pollos con dioxinas, cerdos con fiebre aftosa... Sin embargo, la imaginación de los comerciantes no tiene límites y ahora podemos encontrar en el mercado carne de potro, carne de avestruz y hamburguesas de pato y conejo.

¿Qué significa eso? ¿Que la gente no puede vivir sin comer carne, sea de la clase que sea? Generalmente estamos acostumbrados a pensar en las proteínas como en alimentos de origen animal. Pero todos los alimentos tienen proteínas, en mayor o menor proporción, sean carnes, hortalizas, cereales o legumbres. Queremos recordar aquí que es posible sustituir las proteínas animales por proteínas vegetales sin ningún problema y, en cambio, con muchos beneficios: no contienen grasas saturadas, ni colesterol, ni provocan pesadez, ni dejan residuos tóxicos, ni bajan la energía vital. Fuentes destacadas de proteínas vegetales son el tofu, el tempeh (ambos derivados de la soja) y el seitán, y también tienen proteínas de alta calidad las legumbres, los frutos secos y las semillas. Si no conoces algunos de estos productos, puedes probarlos en un restaurante vegetariano, donde cocinan platos con proteínas vegetales. Además te sorprenderías al ver la cantidad de productos (y muy sabrosos) que están saliendo al mercado a base de proteínas vegetales: hay «frankfurts», «chorizos», «morcillas», «embutidos», «chopped», «hamburguesas» vegetarianas... ¡sin grasas nocivas ni toxinas, y fáciles de cocinar! También debes tener en cuenta que, si combinas cereales con legumbres o con frutos secos, aumentas el suministro proteico y te aseguras la provisión adecuada de aminoácidos esenciales.

¿Qué es y cómo se come...?

El seitán: es una proteína proveniente del gluten de trigo y se puede hacer con él los mismos platos que con la carne común. Se puede adquirir en las tiendas de dietética ya preparado, o elaborarlo en casa cociendo una masa preparada con gluten y agua.

El tempeh: proviene de la fermentación de la soja amarilla por la acción de un hongo. Es una excelente fuente de vitamina B_{12} y tiene muy pocas calorías. Se puede comer de muchas maneras: en lonchitas y frito, macerado para hacer brochetas, salteado con verduras, rebozado, hervido...

> **El tofu:** es la cuajada de la leche de soja; por eso se le suele llamar «queso de soja» (aunque no se funde con el calor, a diferencia del queso común). Es más bien insípido, por lo que puede enriquecer algunos platos sin interferir en otros sabores, o bien cocinarlo solo pero bien sazonado con un poco de sal y especias. Lo puedes utilizar para hacer bocadillos, tropezones fritos (en lugar del pan), para elaborar salsas, para hacer escalopas, guisos, hamburguesas vegetales, etcétera.

Grasas «buenas»

Algunas grasas son necesarias, ya que prestan un servicio al organismo, y las tenemos que incorporar a la dieta. Nos referimos en particular a los ácidos grasos esenciales, cuyas funciones son mantener la flexibilidad de la piel y las arterias, equilibrar las hormonas, regular la función renal y mantener la temperatura corporal, entre otras.

Este tipo de lípidos se incluye en el grupo de las grasas insaturadas dentro de las cuales se encuentran las llamadas *monoinsaturadas* y las *poliinsaturadas*. Todas ellas son grasas líquidas a temperatura ambiente que provienen de aceites de semillas, hortalizas, frutos oleaginosos o pescado, al contrario que las grasas saturadas, contribuyen, entre otras cosas, a bajar el colesterol LDL.

Las grasas monoinsaturadas, cuyo ácido graso es el oleico, se encuentran en el aceite de oliva (el de mejor calidad es el extra virgen de primera presión en frío), aceite de cacahuete y de palma.

Las grasas poliinsaturadas comprenden:

- Los *ácidos grasos omega-3*, cuyo principal ácido es el *alfa-linolénico (ALA)*, y se encuentran en muchos alimentos habituales: verduras de color verde oscuro, legumbres, fruta y concentradamente en los aceites de semilla de lino, de cánola, de nuez, de girasol, en el germen de trigo y en los aceites de pescado de agua salada fría, como el salmón, la caballa, la sardina, el bacalao y el arenque (en los pescados, el ácido graso es el *eicosapentanoico*, o *EPA*).

• Los *ácidos grasos omega-6*, cuyo principal ácido es el *gammalinolénico* (*GLA*), se encuentra en los aceite de borraja, de onagra, de grosella y de cáñamo.

Muchos especialistas en nutrición afirman que la dieta occidental es pobre en ácidos grasos omega-3; si se aumentase el consumo de éstos y redujese el de las carnes rojas, los aceites hidrogenados y otras grasas saturadas, nos evitaríamos una buena cantidad de enfermedades degenerativas.

Una de las principales virtudes de los ácidos grasos esenciales es que están vinculados a la síntesis de prostaglandinas (sobre todo E1 y E2), unas sustancias que son muy útiles durante la menopausia porque contribuyen a aliviar el dolor de las articulaciones (tienen una acción antiinflamatoria), disminuyen la tensión arterial, disminuyen la retención de líquidos y protegen contra los ataques del corazón.

Una condición fundamental para que se mantengan las propiedades benéficas de los ácidos grasos esenciales es que no se expongan al calor excesivo, al oxígeno (se oxidan), ni a ningún tipo de procesado (como la hidrogenación). Por ejemplo, la cocción provoca la oxidación de estas grasas y las convierte en nocivas: producen *radicales libres*. Estos fragmentos moleculares favorecen los procesos inflamatorios, elevan el riesgo de algunos tipos de cáncer y contribuyen al envejecimiento prematuro. Por ello es recomendable que los aceites vegetales sean sin refinar y de primera presión en frío. Para la cocción es mejor utilizar aceite de oliva, aunque, a la hora de cocinar, su temperatura tampoco debe sobrepasar los 180 °C.

> ### Recuerda que los ácidos grasos esenciales...
>
> Disminuyen el nivel de colesterol LDL y de triglicéridos.
>
> Contribuyen a bajar la tensión arterial.
>
> Inhiben la formación de coágulos en la sangre.
>
> Alivian los dolores articulares.
>
> Contribuyen a mantener la piel y otros tejidos jóvenes y flexibles.
>
> Influyen positivamente en la respuesta inmunitaria.

Mantener el equilibrio ácido-base

A través de los alimentos que comemos y de ciertos hábitos de salud podemos ayudar a equilibrar (o desequilibrar) el pH de nuestro metabolismo. Un exceso de alimentos acidificantes, unido a situaciones de estrés, agotamiento y falta de sueño, aumentan la acidez orgánica (disminuyen el pH); una posible consecuencia de ello es la desmineralización, que puede conducir a afecciones en las articulaciones y en los huesos (osteoporosis), fatiga crónica, sequedad de la piel, bajo rendimiento sexual, dolores...

Por eso, y en especial durante la menopausia, es fundamental controlar este equilibrio.

El pH

Seguramente más de una vez habrás oído hablar del pH: es la unidad de medida que se utiliza para determinar el grado de acidez o alcalinidad de una sustancia (pH = potencial hidrógeno). Su escala de valores va de 0 (acidez máxima, alcalinidad mínima) a 14 (alcalinidad máxima, acidez mínima); se fija en 7 el valor neutro.

Nuestro equilibrio ácido-alcalino (también llamado «equilibrio ácido-base») es regulado por el propio organismo, aunque en buena medida influyen los alimentos que ingerimos y cómo se metabolizan. Así, a través de la dieta, podremos estar cooperando a mantener el nivel de alcalinidad de la sangre o, por el contrario, acidificándolo. El pH de la sangre es levemente alcalino: 7,32/7,42, pero si quieres saber si tienes un exceso de acidez puedes medir el pH de tu orina empleando unas tiras de papel reactivo que se venden en la farmacia y que lo indican con un color.

Como hemos dicho antes, también has de tener en cuenta la influencia que ejercen las situaciones negativas como el estrés, la fatiga, los «malos rollos», etcétera, que acidifican la sangre, por lo que si acabas de pasar por uno de estos momentos críticos es conveniente consumir alimentos y bebidas alcalinas para compensar. ¿Cuáles son? Casi todos los alimentos acidificantes los hemos visto en el apartado «Es mejor reducir el consumo de...» (páginas 66-73) y los alcalinizantes, en el de «Y aumentar el consumo de...» (página 74), pero hay algunos que pueden catalogarse de neutros. Hagamos un repaso.

Alimentos acidificantes
- Carnes animales y embutidos.
- Productos refinados o «blancos»: azúcar, harina, cereales, pan, productos de pastelería industrial.
- Chocolate, café y té negro.
- Alimentos con aditivos químicos.
- Huevos.
- Quesos (más ácidos cuanto más curados).
- Vino y cerveza (la cerveza es ligeramente acidificante aunque menos que el vino).
- Los cacahuetes y las nueces (son ligeramente acidificantes).

Alimentos alcalinizantes
- La fruta y la verdura son alcalinizantes por excelencia, salvo contadas excepciones (tomates, grosellas).
- Patatas.

- Castañas.
- Cereales integrales como el trigo, el mijo, el trigo sarraceno, el arroz integral y el maíz.
- Frutos secos y oleaginosos como las almendras, las avellanas, las semillas de sésamo y las olivas negras.
- Legumbres como las judías de soja, las judías azuki.
- Leche y nata.
- Miso.
- Bebidas vegetales: leche de soja, de avena, de arroz, de almendras, de avellanas.
- Algas.
- Proteínas vegetales (tofu, seitán, tempeh).

Alimentos de tendencia ácida

- Productos lácteos como el yogur, el kéfir, la cuajada, el requesón.
- Frutas y verduras ácidas: cítricos, grosellas, cereza, tomate, ruibarbo, acedera, berro.
- Bebidas azucaradas industriales.
- Vinagre.

Alimentos neutros o de tendencia alcalina

- Aceites vegetales extraídos de primera presión en frío.
- Miel sin refinar.
- Azúcar integral de caña.

Es importante aclarar que no se trata de comer solamente alimentos alcalinizantes, sino que deben tener predominio sobre los alimentos acidificantes en una proporción aproximada de 70 % a 30 %.

Por otro lado, estos últimos no ejercen la misma acción en todas las personas; si alguien tiene dificultades para metabolizar los ácidos y su orina se acidifica con facilidad, deberá controlar su consumo.

Ayudar a reducir la acidez

Además de mantener el equilibrio con la alimentación, también puedes echar mano de otros recursos para reducir la acidez. Por ejemplo, una buena oxigenación proporcionada por los ejercicios de yoga o paseos en la naturaleza le brinda al organismo la posibilidad de deshacerse de un exceso de acidez y combatir el estrés. También resulta útil procurar que el organismo elimine los ácidos a través de la piel y los riñones; el sudor fruto de la actividad física o de una sesión de baño sauna o baño termal propicia esa eliminación a través de la piel. Finalmente, disponemos de una serie de plantas depurativas para ayudarnos en ese sentido, como el grosellero negro, abedul, diente de león, cola de caballo, etcétera.

Comer mejor para no aumentar de peso

En el capítulo cinco comentamos por qué puedes aumentar de peso durante la menopausia, y aludíamos a los cambios hormonales y a otro tipo de factores que se dan en este período. Pero es evidente que no podemos dejar de lado la alimentación. Veamos ahora cómo puedes mejorar tu dieta combinando adecuadamente los alimentos y sin someterte a regímenes tortuosos. Las dietas para adelgazar suelen ser muy insatisfactorias, no sólo por las limitaciones que imponen, sino también porque, al finalizarlas, se vuelve a recuperar el peso perdido. Aprender a combinar bien los alimentos puede hacer que pierdas el excedente ponderal, además de obtener otros beneficios adicionales: desintoxicar el organismo, mejorar la digestión, aumentar la energía vital, reforzar el sistema inmunológico y aliviar algunas dolencias.

La compatibilidad de los alimentos

Las combinaciones alimenticias inadecuadas, donde se come de todo y además todo junto, pueden ocasionar varios trastornos digestivos, pero también implican carencias nutritivas. Esto sucede porque hay grupos de alimentos que necesitan un determinado pH estomacal e intestinal para ser asimilados. Si se encuentran rodeados por alimentos de otros grupos distintos al suyo, no pueden ser asimilados correctamente, por lo que no se aprovechan sus valores nutritivos. Esta mala absorción puede provocar un déficit de nutrientes, gases, digestiones pesadas, etcétera.

Algunos grupos de alimentos «se entienden» muy bien entre sí, ya que no se entorpecen mutuamente durante el proceso de la digestión y asimilación y, en ciertos casos, hasta pueden estimular una mejor secreción de jugos gástricos. Existen muchas tablas de compatibilidades entre los alimentos. Ésta puede ser un buen punto de partida para comenzar el cambio de dieta.

Combinaciones aconsejadas

Cereales con
Algas
Legumbres
Frutos secos
Lácteos (excepto si tienes problemas digestivos)
Verduras
Proteínas vegetales

Legumbres con
Algas
Frutos secos
Verduras
Cereales
Algo de queso (si no hay problemas digestivos)

Verduras con
Algas
Cereales
Legumbres
Frutos secos
Semillas
Huevos
Carnes

Queso
Yogur y kéfir
Proteínas vegetales
Almidones (patatas, calabaza, boniato, castañas)

Proteínas vegetales con
  Algas
  Cereales
  Pasta
  Verduras
  Algo de queso y huevo

Yogur y kéfir con
  Fruta ácida
  Cereales
  Legumbres y verduras

Combinaciones desaconsejadas
Almidones (patata, boniato, castañas, calabaza) con
  Proteínas de origen animal
  Cereales

Azúcares (como miel, azúcar de caña, sirope, melaza) con
  Proteínas animales

Carnes con
  Cereales
  Legumbres
  Productos lácteos
  Huevos
  Frutos secos

Cítricos con
  Almidones (patatas, arroz, plátanos)
  Cereales

Pan con
Almidones
Otros hidratos de carbono (pastas, arroz)

Legumbres con
Huevos
Carne

Harinas con
Azúcares simples o rápidos (como por ejemplo los productos de pastelería que mezclan harinas con frutas o confituras).

Fruta con
No deben mezclarse con ningún alimento, ya que son de digestión muy rápida, a excepción de la manzana y la pera. Conviene consumirlas lejos de las comidas principales.

Estas pautas pretenden ser una guía para que puedas obtener el máximo de beneficios para tu salud; mantenla siempre que puedas. Sin embargo, también es bueno que observes tu cuerpo y reconozcas qué combinaciones te van bien y cuáles te sientan mal. Ten cierta flexibilidad, pero recuerda que si practicas la compatibilidad de los alimentos de forma habitual, pronto notarás los resultados.

Último punto: cómo cocinar

Para preservar al máximo el contenido vitamínico de los alimentos, hay procedimientos culinarios que son más adecuados que otros. Veamos rápidamente algunos de estos conceptos:

- Dejar en remojo las verduras ya troceadas implica una importante pérdida de vitaminas, igual que rallarlas, cortarlas o triturarlas; si necesitas hacerlo, es preferible que lo hagas en el último momento y de forma breve.

- El horno de microondas modifica de forma importante la estructura (física, química y energética) de los alimentos, lo que empobrece su valor nutritivo de forma significativa.
- Siempre que puedas, cuece las verduras al vapor.
- Es preferible cocer en el horno que freír.
- El salteado es una muy buena técnica, ya que se utiliza poco aceite y la cocción es más bien rápida: la sartén está en movimiento continuo y las verduras quedan más bien *al dente*. Y mejor aún si puedes utilizar un *wok* chino.
- Para cocinar es mejor hacerlo en recipientes de hierro colado, cerámica, vidrio o acero inoxidable, y no utilizar aluminio, cobre o teflón.

El cuidado de la piel

Una primera pregunta para abordar el tema: ¿por qué nuestra piel va perdiendo elasticidad y tersura con el paso del tiempo? La respuesta es que, en realidad, no hay una causa única para que esto suceda, sino que se da una conjunción de factores internos y externos. Por un lado sabemos que, durante la menopausia, las células no se renuevan tan de prisa y que la capa de grasa subdérmica se vuelve cada vez más delgada, lo que hace la piel más seca y más propensa a las arrugas. Por otro lado existen factores importantes que influyen en la salud cutánea, como son el tipo de alimentación, la hidratación, el tabaquismo, la exposición excesiva e inadecuada al sol, los contaminantes medioambientales, las horas de sueño, el estrés... Todo esto se halla relacionado con la superproducción de unas sustancias que pueden volverse muy nocivas y que comentaremos a continuación.

Radicales libres: el enemigo n.º 1

En un organismo sano y prevenido, se puede mantener un equilibrio entre los radicales libres que se producen y los que se neutralizan porque de hecho estos compuestos químicos se producen en varios procesos metabólicos. Los problemas aparecen con los excesos, cuando el organismo recibe más cantidad de radicales libres de la que puede eliminar. El siguiente paso consiste en una oxidación de las células que puede derivar en situaciones como el envejecimiento prematuro, el empeoramiento de trastornos cardiovasculares y articulares o la propensión a desarrollar un cáncer. Tal vez en la piel es donde más rápido se nota: falta de elasticidad, formación de arrugas prematuras, manchas. Esto sucede porque, además de oxidar las membranas celulares, los radicales libres ejercen una acción sobre la estructura de ciertas fibras destruyendo sus enlaces químicos proteínicos; así, se ven afectadas la elastina, el colágeno, la reticulina y las glucoproteínas.

Recuerda

Éstos son los grandes productores de radicales libres:

- Tabaco: el humo del tabaco genera una cantidad elevada de radicales libres; por eso es tan importante que, aunque no fumes, te alejes siempre que puedas de ambientes contaminados con humo de tabaco.

- Medicamentos: nos referimos a la «adicción» a ciertos fármacos que muchas veces son innecesarios y que se toman libremente sin prescripción médica.

- Radiaciones (rayos X u otro tipo de radiaciones).

- Gases industriales.

- El humo de los tubos de escape.

- Los rayos ultravioleta.

- El estrés.

Prevenir desde dentro

En el capítulo anterior ya mencionamos la importancia de aumentar el consumo de alimentos antioxidantes que contienen vitaminas A, C y E y minerales como el selenio o el zinc, cuya misión es neutralizar la acción dañina de los radicales libres.

Además de los alimentos también debes tener en cuenta que en las tiendas de dietética puedes encontrar complejos orales antioxidantes, un verdadero cóctel de acción protectora.

Otro punto vital que debes atender es la hidratación. Los médicos recomiendan tomar al menos 1,5 l de agua al día, lo cual no es lo más adecuado para todas las personas, pues conviene saber en primer lugar el estado físico y energético de sus órganos vitales (corazón, bazo, pulmón, riñón e hígado). Sin embargo, aunque se trate de una generalización, es un consejo de higiene que suele ir bien a la mayoría de personas, ya que, además de restablecer el grado de humedad adecuado en la superficie corporal y de expulsar del organismo los residuos y toxinas a través de la orina, ayuda a hidratar las heces (es decir, ayuda a combatir el estreñimiento). Lo ideal es distribuirla en varios vasos a lo largo del día, preferentemente fuera de las comidas.

Los aceites de germen de trigo o de onagra, con vitamina E, son excelentes aliados de la piel; puedes conseguirlos en perlas tanto para tomarlas como para aplicarlas directamente sobre la piel.

Prevenir desde fuera

Según la situación o el ambiente en que vivas, puede haber circunstancias imprevisibles que escapen a tu directo control; por ejemplo, si te mueves en una gran ciudad, indefectiblemente estarás expuesta a varios tipos de contaminantes. Pero sí puedes actuar para evitar que te afecten otros factores, o al menos para disminuir su impacto.

En el campo de la cosmética existe infinidad de productos que dicen tener efectos maravillosos para la piel; los hay más o menos caros, más o menos efectivos, más o menos naturales. Pero muchos de los que se llaman naturales no lo son tanto. Hay cremas que utilizan tensioactivos, elementos derivados del petróleo que impermeabilizan la piel y no la dejan respirar; otras llevan algunas sustancias que pueden ser irritantes o causar reacciones alérgicas, como el formaldehído o los parabenos. Sin embargo, algunas empresas que comercializan productos para el cuidado de la piel emplean productos 100 % naturales; incluso algunas de ellas aplican principios homeopáticos o componentes vegetales que provienen de cultivos biodinámicos. También emplean aceites esenciales disueltos en una base de aceite vegetal, como el aceite de almendras dulces, de germen de trigo o de aguacate. Lo mismo se puede decir respecto a las cremas de protección solar; muchas empresas emplean sustancias sintéticas que, unidas a la acción de los rayos solares, pueden resultar tóxicas para la piel. Es fundamental que te cuides de los efectos de los rayos solares, y ello lo conseguirás controlando tanto la hora en que te expones como el tiempo de permanencia y la protección que utilices. Un poco de sol es beneficioso, especialmente el de las primeras y últimas horas del día; sin embargo, el exceso puede producirte manchas en la cara, mayor propensión a las arrugas y, en casos extremos, cáncer de piel (melanoma), pues la exposición del cuerpo a los rayos ultravioletas solares (sobre todo al mediodía) tiene un efecto acumulativo.

Hay marcas naturales como Weleda, Dr. Hauschka, Jenny, YipsopHilia, entre otras, que ofrecen productos cuidados, de muy buena calidad para tu piel y cuya elaboración, además, se ha llevado a cabo sin agredir el medio ambiente. Las tiendas de herbodietética te pueden informar acerca de estos cosméticos.

Para mantener la piel sana...

Bebe agua o infusiones depurativas y consume a diario frutas y verduras crudas (también sus zumos).

Exfolia regularmente tu piel con productos específicos naturales, como la arcilla; con ello te aseguras de que se desprenden las células muertas y permites que la piel respire mejor.

Cada cierto tiempo aplícate mascarillas para renovarte, puedes comprarlas o hacerlas en casa. La arcilla, la fruta, los vegetales y los yogures suelen ser los elementos más empleados para preparar recetas caseras.

Ten presentes los aceites vegetales, como el germen de trigo y el aceite de onagra, tanto para tomarlos en perlas como para aplicarlos sobre la piel y nutrirla. El aceite de rosa mosqueta tiene gran capacidad regenerante de la piel, igual que el de albahaca, el de lavanda y el de salvia.

Utiliza protectores solares a base de compuestos naturales. Ten en cuenta la manteca de karité, un producto totalmente natural que protege contra los rayos solares.

8

La actividad física

Hoy día nadie duda de que practicar algún tipo de ejercicio a diario es indispensable para mantenerse en buen estado de salud. Sin embargo, no es menos cierto que hay mucha gente (y también quiero decir muchas mujeres) que posterga «para mañana» poner el cuerpo en movimiento. La menopausia puede ser un período óptimo (además de esencial) para iniciar o reiniciar la actividad física. Suelo ir a un gimnasio donde no dejo de maravillarme al ver tanta cantidad de mujeres que pasan cómodamente los cincuenta años haciendo toda clase de actividades: gimnasia acuática (no necesitas saber nadar), clases de *steps*, clases de gimnasia aeróbica suave, yoga, ping-pong... ¡Son señoras increíblemente vitales!

No importa si vas a un ritmo lento o si hace mucho que no practicas ejercicio. Una amiga mía suele decir: «pequeñas acciones hechas en lugares estratégicos consiguen grandes resultados». Y si los resultados en este caso se traducen en huesos más fuertes, articulaciones flexibles y corazón atlético, ¿por qué no moverse en busca de eso? ¿y si además te divirtieras y lo pasaras bien?

«Alimento» para los huesos

En el caso de la osteoporosis, los números son elocuentes: el entrenamiento físico puede aumentar la densidad ósea un 4 %, y si pensamos que la pérdida de masa ósea anual en la menopausia es del 2 al 5 % en los peores casos, está claro que del ejercicio físico puedes sacar mucho provecho.

El tipo de ejercicio más productivo para los huesos debe ser un poco vigoroso. Por ejemplo, aquellas actividades que sostienen el peso corporal, como subir escaleras, andar cuesta arriba o jugar al tenis, ejercen una fuerza tensora muscular sobre los huesos que estimula la producción de osteoblastos (las células productoras de hueso). Esto se ha podido comprobar ampliamente en los deportistas; así, por ejemplo, se sabe que los culturistas y levantadores de pesas tienen mayor índice de densidad ósea. Los corredores y los futbolistas los siguen en la lista, aunque limitándose sobre todo a la densidad del fémur; en cambio, los tenistas tienen mayor masa ósea en el húmero del brazo que sostiene la raqueta, y los bailarines de ballet profesionales la tienen en la tibia y el peroné. Esto significa que, en estas personas, sólo los huesos que están bajo presión o sometidos a mayor carga son más fuertes. Pero todos estos son deportes «duros» que tampoco están exentos de peligros. La solución consiste en buscar alternativas intermedias.

La inmovilidad

Los especialistas de la salud coinciden en que el sedentarismo es el mejor aliado de la osteoporosis, pero ¿qué se puede hacer en las situaciones en que es imperativo guardar reposo por un tiempo prolongado? Desde luego, esto implica un riesgo importante de resorción ósea (destrucción del hueso). En este caso la fuerza de la gravedad juega un papel esencial para que se mantenga la masa ósea en los huesos que normalmente soportan peso. Por eso, un par de horas diarias en posición vertical (de pie, caminando por la casa) pueden ser suficientes para evitar que la pérdida vaya a más. Una vez cumplido el período de reposo obligado, se puede volver a realizar actividad física (dentro de las posibilidades de cada uno) porque, en líneas generales, la pérdida de masa ósea es reversible, aunque el tiempo de recuperación es superior al de la pérdida.

> ### *Recuerda que...*
>
> Tanto para conservar la masa ósea como para aumentarla, la práctica del ejercicio físico es fundamental, y más aún en el período posmenopáusico, donde hay una tendencia a la pérdida gradual de densidad en los huesos. ¡El sedentarismo es el mejor aliado de la osteoporosis!

Todas las ventajas

Los beneficios de mantenerte activa no se «quedan en los huesos»; hacer ejercicio constituye una inyección vital que va más allá de los límites del cuerpo, ya que canaliza las emociones, sosiega la mente y deja una sensación de bienestar general.

Veamos las ventajas:

- Mantiene flexibles las articulaciones.
- Ayuda a eliminar el exceso de peso.
- Proporciona una mayor oxigenación de la sangre.
- Ayuda a eliminar toxinas.
- Fortalece los huesos.
- Mejora la calidad del sueño.
- Mejora el tono cardiovascular.
- Proporciona mayor claridad mental.
- Mejora la coordinación.
- Ayuda a tener mejores reflejos.
- Fortalece la musculatura.
- Favorece la evacuación intestinal.

- Libera endorfinas, neurotransmisores que calman el sistema nervioso central y proporcionan sensación de bienestar.
- Ayuda a combatir el estrés.
- Mejora la circulación sanguínea, disminuye la tasa de colesterol, mejora el deseo sexual y disminuye los sofocos en intensidad y frecuencia.
- Aumenta las defensas del sistema inmunitario.
- Es una vía de divertimento y de relación social.

Qué actividad escoger

Existen muchos tipos de ejercicios y actividades que pueden hacerse, como los que ofrecen muchos gimnasios o clubes. Hay mujeres que prefieren ir a estos sitios por su gran variedad de opciones que van desde actividades más ligeras a más intensas; además, puedes estar en contacto con mujeres en tu misma situación y compartir experiencias. También es interesante que te animes a nuevos desafíos: conozco a mujeres que han aprendido a nadar a los 60 años, y a otras que se han atrevido a empuñar una raqueta. Lo importante es que te mantengas activa.

En mi opinión particular, la actividad ideal es aquella que, además de proporcionar un beneficio a tu salud, te divierte. ¡Es importante que te lo pases bien! Por ejemplo, salir a *pasear en bicicleta, hacer gimnasia acuática* o *aprender bailes de salón* cumplen en buena medida estas condiciones; en los gimnasios suele haber clases variadas (de mantenimiento, de tonificación, de *aquagym*) y salas de *fitness* donde puedes subirte a las cintas «de caminar» (tú misma les puedes aplicar la intensidad que quieras), a las máquinas de subir y bajar escalones (*steps*) o a las bicicletas estáticas. También puedes pedirle al monitor que te diseñe un programa que incluya algún ejercicio con peso para tonificar la musculatura y fortalecer los huesos.

Recomendaciones generales
para hacer ejercicio físico

- En primer lugar, hazte un chequeo médico para evaluar tu forma física: nivel de resistencia, salud cardiovascular, antecedentes clínicos, análisis de sangre, etcétera.
- Elige la actividad en función de tus intereses, gustos, preferencias y las necesidades de tu cuerpo.
- Márcate objetivos reales a corto y largo plazo.
- Evita hacer ejercicio intenso durante las dos horas siguientes a la última comida.
- Bebe agua antes y después de hacer ejercicio (no debes esperar a tener sensación de sed).
- Lleva ropa cómoda, preferiblemente de algodón, y calzado adecuado al tipo de actividad que realices.
- Comienza lentamente y ve progresando de forma gradual. Empieza y finaliza con una sesión de estiramientos.
- Intenta hacer algo de ejercicio cada día.
- Interrumpe el ejercicio en caso de que aparezcan dolor de cabeza, náuseas, mareos, palpitaciones, falta de aire, fatiga excesiva o calambres.
- Modifica tu rutina cotidiana: por ejemplo, acostúmbrate a ir andando a los sitios si puedes prescindir del coche o del transporte público, baja a pie en lugar de utilizar el ascensor, tómalo en el primer rellano en lugar de en la planta baja, etcétera.
- En caso de osteoporosis avanzada, no son recomendables los ejercicios que conlleven flexión del tronco y torsión de la columna porque aumentan los riesgos de fractura en esas áreas.

Otras alternativas

Hay opciones que no requieren tanta movilidad física, pero que sin embargo aportan enormes beneficios tanto para el cuerpo como para la mente. Las más importantes son las siguientes.

El yoga

Es una práctica milenaria procedente de la India excelente que mejora la flexibilidad corporal y la capacidad pulmonar, además de tranquilizar la mente. Mediante la realización de las *asanas* (posturas de yoga), combinadas con los ejercicios de *pranayama* (respiración), puedes conseguir aliviar muchas dolencias y traer armonía a tu ser. Hay muchos centros donde puedes ir a aprender yoga, y una vez aprendidos los ejercicios, puedes realizarlos en casa cada día.

El tai-chi

Es otra de las disciplinas orientales, esta vez procedente de China, muy extendidas últimamente en Occidente. En ella se trabaja en integridad con tu ser: ejercitas el cuerpo y la mente y equilibras el flujo energético. Se realiza mediante una serie de movimientos lentos y armoniosos que deben hacerse suave y relajadamente. Con la práctica regular de tai-chi puedes conseguir prevenir o tratar afecciones como la hipertensión arterial, reumatismos, asma, depresión, insomnio y, a la vez, obtener mayor flexibilidad corporal, claridad mental, armonía interna y sensación de bienestar general.

El qi gong

Igual que el tai-chi, esta disciplina combina una serie de movimientos sincronizados con la respiración, el ritmo y la concentración mental, de modo que ayuda a traer equilibrio emocional, a disipar las tensiones físicas y a que fluya la energía. Se basa en los cinco elementos chinos: fuego, tierra, metal, agua y madera, y trabaja la energía que fluye por los meridianos de acupuntura.

Método Pilates

Es una técnica que aúna cuerpo y mente, y permite mejorar la postura y lograr mayor flexibilidad corporal, tonificar la musculatura, desarrollar la disciplina, aumentar la capacidad de concentración y elevar la autoestima. No se trata de ejercicios violentos, sino más bien controlados, en los que se regula la alineación del cuerpo, que se acompaña con la respiración adecuada. Para ello se utilizan aparatos especiales y los ejercicios se realizan bajo la guía de un monitor. Son muy recomendables para la rehabilitación de traumatismos y lesiones musculares.

Técnica Nadeau

Esta técnica no utiliza aparatos especiales, sino que todo su secreto se basa en la práctica de *tres sencillos movimientos básicos* con los que puedes obtener grandes beneficios, como estimular el sistema cardiovascular, estimular el sistema inmunológico, flexibilizar la columna vertebral, mejorar la circulación sanguínea, fortalecer los músculos, reducir el estrés y la ansiedad y energizarte. Una vez aprendida la técnica con la ayuda de un instructor especializado, puedes practicarla en casa diariamente; sólo has de disponer de 20 a 30 minutos.

Vyayam

Es un tipo de gimnasia energética milenaria de origen indio que ha servido de guía para otras técnicas como el tai-chi, el qi gong y el kung fu. Su principio fundamental es la respiración y el movimiento de la energía (a través de movimientos sucesivos y circulares). La práctica del vyayam favorece la circulación de la sangre, fortalece los músculos, desbloquea las articulaciones y proporciona mayor elasticidad a la columna vertebral, disipa las tensiones, aumenta la vitalidad y armoniza el cuerpo y la mente.

Técnica de Alexander

A diferencia de las otras técnicas y disciplinas que mencionamos, ésta no implica «hacer gimnasia», sino que trata de corregir los vicios posturales y reeducar el cuerpo mediante ejercicios muy suaves. En cierto modo se lleva a cabo una reprogramación de la información que está almacenada en el cuerpo y que es la que hace que adoptemos posturas incorrectas de modo mecánico, inconsciente.

Con ello es posible solucionar muchos trastornos de diferente índole, como estrés, depresión, ansiedad, hipertensión, dolor de cabeza, afecciones articulares, problemas digestivos o de espalda, problemas del aparato respiratorio, etcétera. Necesitas a un terapeuta para que te adiestre; él te enseñará a mantener la postura correcta de manera consciente en las tareas sencillas de cada día: sentarte, ponerte de pie, planchar, abrir puertas, etcétera.

Tratamiento de la menopausia

9

El recurso alopático: la terapia hormonal sustitutiva (THS)

Como hemos visto anteriormente, al llegar la menopausia a la vida de una mujer, la actividad ovárica disminuye y la concentración sanguínea de estrógenos baja. A partir de ese momento, se supone que para algunas mujeres comienza todo un período de «padecimientos» físicos y psicológicos, más o menos largo. Hace medio siglo se postuló que si se reponían artificialmente las hormonas perdidas, ya no habría «menopausias infelices» para nadie. Primero se comenzó por sustituir los estrógenos por su variante artificial (por eso en un principio la terapia se llamó «terapia de reposición de estrógenos»). Al poco tiempo, comenzó a aumentar la incidencia de cáncer de útero y de mama en aquellas mujeres que tomaban las píldoras de estrógenos. Cuando las investigaciones confirmaron el estrecho vínculo que había entre el cáncer y la reposición de estrógenos, se modificó el tratamiento con la introducción de una variante: los progestágenos o progesterona sintética, que ayudaban a contrarrestar los efectos colaterales nefastos de los estrógenos. Se observó que la adición de progestágenos protegía el útero de la sobreestimulación, prevenía el cáncer y causaba hemorragias regulares. A partir de entonces se comenzó a recomendar la acción conjunta de las dos hormonas, es decir, la *terapia hormonal sustitutiva*.

Sin embargo, la decisión de iniciar la TSH es difícil, controvertida y muy personal. No se puede decir que la TSH es perjudicial para todas las mujeres, pero tampoco que resulta adecuada para todas ellas. Es evidente que el método ha sido sobrevalorado. Algunos médicos han convencido a las mujeres menopáusicas de que padecen poco menos que una «enfermedad crónica» y las han presionado para que inicien el tratamiento con los conocidos parches de hormonas. En cambio, otras mujeres han seguido la dirección drásticamente opuesta, persuadidas de que algunos médicos y la industria farmacéutica, solo buscan obtener un rendimiento económico, aunque ello pueda acarrear un perjuicio para sus cuerpos. Tal vez la respuesta esté en el punto medio, aunque ni los especialistas de más renombre sepan dónde se encuentra éste. Por otro lado, la investigación realizada hasta el momento es contradictoria, pues la industria farmacéutica sigue basándose en la fórmula riesgo/beneficio. Los estrógenos se empezaron a dar a las mujeres menopáusicas en la década de 1950, cuando se pensaba que eran una pócima femenina de juventud. Luego se vio claro que ese tratamiento aumentaba diez veces el riesgo de padecer cáncer de útero. La TSH perdió popularidad, pero entonces los estudios empezaron a relacionar la TSH con una mucho menor incidencia de fractura por osteoporosis y demostraron su efecto protector contra la pérdida de masa ósea. Otros estudios parecían mostrar que los estrógenos más progestágenos ayudaban a proteger realmente contra el cáncer de útero. Y una investigación posterior demostró que los estrógenos disminuían el riesgo de enfermedad cardíaca.

¿Beneficios o perjuicios para tu salud?

Las mujeres que siguen tratamiento con TSH tienen ciertamente menor riesgo de enfermedad cardíaca, que es la causa más importante de muerte en mujeres entre los 45 y los 55 años, y que incide especialmente después de la menopausia. La TSH disminuye ese riesgo de un 33 a 50 %. Pero no está claro exactamente qué más ocurre en el cuerpo femenino. La investigación sobre los efectos del estrógeno en el cerebro también es muy atractiva. Se ha demostrado que estimula la función química de las neuronas y activa su metabolismo. Recientemente, algunos estudios parecen demostrar que los estrógenos tienen la capacidad de estimular el crecimiento de las neuronas en el cerebro adulto, aunque todavía resulta aventurado pensar que la TSH puede ser un tratamiento para recuperar la memoria o que puede ser útil en el tratamiento de la enfermedad de Alzheimer. Los estrógenos también mejoran la elasticidad de la piel y previenen la sequedad de la vagina, los sofocos, la disminución de la libido y la depresión. Con tantos efectos positivos, ¿por qué nos preocupan los estrógenos?

Por un motivo: también se sabe que la TSH presenta efectos secundarios potencialmente graves, desde hemorragias vaginales hasta procesos tromboembólicos. La TSH aumenta significativamente el riesgo de padecer diabetes, tumores del hígado, endometriosis y cáncer de mama. Muchos estudios apuntan a un incremento en el riesgo de padecer cáncer del 1 al 30 %. Y si se añaden progestágenos al tratamiento, para mitigar el riesgo de cáncer, se reducen significativamente los efectos beneficiosos sobre el corazón.

Pero hay otras cosas que es preciso añadir en el lado negativo del asunto. La TSH añade una carga a la nutrición, porque aumenta nuestras necesidades de complejo vitamínico B y de algunos minerales. También puede causar calambres uterinos, dolor de cabeza y de mamas, reglas pesadas y aumento de peso.

Recordemos que hay alternativas naturales para tratar los síntomas asociados a la menopausia. Como, por ejemplo, la acupuntura y las plantas medicinales, pues hay formas naturales de estrógenos preferibles a los sintéticos (que muchas veces proceden de la orina de animales).

Probablemente el uso de la THS ofrezca más trastornos que ventajas. Echemos un vistazo a su radio de acción.

- **Sofocos y sudores:** al parecer no siempre se controlan los sofocos con la THS. La administración de las dosis está relacionada con la respuesta individual, aunque se supone que las dosis bajas de estrógenos reducen los sofocos. Si en el lapso de seis meses aproximadamente no se nota una respuesta al estímulo de los estrógenos, generalmente se aumenta la dosis (y los efectos secundarios).

- **Osteoporosis:** una de las acciones salvadoras que se supone que tiene la THS se refiere a la descalcificación ósea. Incluso se suele recomendar «por si acaso», es decir, con la finalidad de prevenir una deficiencia que para el naturismo se puede corregir en la mayoría de los casos con sencillos hábitos de higiene: alimentación adecuada, ejercicio físico, baños de sol, dejar de fumar... Es cierto que los estudios realizados demuestran que la THS aumenta la densidad ósea, es decir, que se trata de un recurso eficaz para hacer frente a la osteoporosis. Pero lo que también es cierto es que para lograr esa efectividad hay que tomar sustitutos de estrógenos durante muchos años, tal vez el resto de la vida. ¿Por qué? Porque el tratamiento de unos pocos años sólo tiene un efecto mínimo en el riesgo total. Y tomar estrógenos durante muchos años implica permanecer todo ese tiempo con la amenaza de sufrir los efectos secundarios que entraña la THS.

- **Riesgo cardiovascular:** otro de los grandes «ganchos» que tiene la THS es que reduce el riesgo de padecer trastornos cardiovasculares. Sin embargo en 1985 se publicaron en el *New England Journal of Medicine* los resultados de un estudio a largo plazo, en el cual el riesgo de problemas cardiovasculares aumentaba con la toma de THS.

Los efectos secundarios de la THS

Entre los más frecuentes se hallan: aumento de la presión arterial, problemas cutáneos, calambres abdominales, pérdida de cabello, aumento de peso, retención de líquidos, dolor de cabeza, náuseas, tromboflebitis, hemorragias, cambios de humor, depresión, cáncer de útero, mastalgias y cáncer de mama. Analicemos algunos de ellos.

Antes de hablar de las contraindicaciones, recordaremos brevemente cuáles son los componentes de la THS, ya que los mencionaremos a menudo. Por un lado tenemos los *estrógenos*, sustancias que muchas veces se califican de naturales porque han sido extraídas de un reino natural (animal): orina de yeguas preñadas u ovarios de cerdas. Por otro lado, tenemos los *progestágenos*, unas hormonas sintéticas de acción semejante a la progesterona natural, y según el tipo que se emplee puede tener efectos colaterales masculinos o femeninos (por ejemplo, algunos pueden producir un exceso de vellosidad). Cuando los estrógenos se utilizan solos, el tratamiento que se emplea se llama *estrogénico sin oposición*; cuando se utiliza en combinación con progestágenos, se denomina THS *combinado o antagónico*. Ahora sí: pasemos a conocer los efectos secundarios.

Hipertensión arterial

El aumento de la presión arterial está claramente relacionado con el empleo de la THS.

Problemas cutáneos

Algunos tipos de progestágenos androgénicos pueden ocasionar acné y exceso de grasa en la piel. Otros, candidiasis.

Aumento de peso

Con la toma de progestágenos sucede con frecuencia que los movimientos peristálticos (las contracciones del intestino) se enlentecen, y se produce a la vez retención de líquidos y problemas en la vesícula biliar. En consecuencia, los alimentos tardan mucho en procesarse, permanecen demasiado tiempo en los intestinos y generan flatulencias, distensión abdominal y estreñimiento. El aumento de peso está asegurado.

Dolor de cabeza

Hay mujeres que, al ser tratadas con progestágenos, son susceptibles de padecer dolores de cabeza intermitentes.

Tromboflebitis

El seguimiento de la THS favorece la formación de coágulos en el interior de los vasos sanguíneos que impide que la sangre circule fluidamente por ellos. Los coágulos se forman en las venas y dando lugar a un tromboembolismo venoso, es decir, trombosis venosa profunda, o un embolismo pulmonar, con el riesgo de que el trombo o coágulo se desprenda y viaje por los vasos provocando episodios de isquemia (falta de sangre) en órganos vitales (cerebro, riñones, corazón, etcétera). Este factor de riesgo es más relevante en mujeres que tienen trastornos de la coagulación u otros factores como obesidad, tabaquismo, hipertensión o anomalías hereditarias de la coagulación.

Hemorragias

En el *tratamiento estrogénico sin oposición* (es decir, sin combinar con progestágenos) es factible que se produzcan hemorragias intensas que pueden ser regulares o irregulares. Esto puede ser un indicador de alguna alteración patológica como pólipos, fibromiomas o cáncer de endometrio. Las hemorragias de supresión que suelen aparecer en un tratamiento de THS (sea combinada o sin oposición) también deben ser vigiladas, ya que pueden indicar alteraciones en el endometrio que quizás deriven en cáncer.

Cáncer de útero

Al parecer, el riesgo de padecer un cáncer de útero en las mujeres que utilizan estrógenos es hasta siete veces mayor que en las que no lo toman. La razón estriba en que, puesto que los estrógenos hacen que la pared uterina se engrose, si se toman solos (es decir, sin combinarse con progestágenos, que equilibran sus efectos), este engrosamiento puede continuar aumentando la posibilidad de formación de tumores en el útero. Pero el problema no acaba ahí, porque este aumento de crecimiento celular en el útero no cesa cuando se ha dejado la THS, sino que es necesario seguir con la toma de progestágenos durante los dos años subsiguientes para cuidar el revestimiento del útero y minimizar ese riesgo.

Mastalgia

Suele ser frecuente que las mujeres tratadas con THS sientan intensos dolores en los pechos que pueden hacer que deseen abandonar la terapia. Generalmente la molestia aparece en los primeros meses de tratamiento con estrógenos combinados con progestágenos. Lo que aconseja la medicina convencional es la suspensión de la THS hasta que remitan los síntomas, para reiniciar luego el tratamiento primero con progestágenos (que no inciden en el dolor) e introducir a continuación los estrógenos gradualmente. Lo que se busca es que el organismo de la mujer aprenda a «tolerar» el dolor que produce la mastalgia.

Cáncer de mama

Las investigaciones al respecto indican que hay una incidencia negativa por parte de los estrógenos que afecta a las mamas. Pero existen divergencias en cuanto al nivel del riesgo. Hay autores que cifran este riesgo en un 60 %; para otros, la posibilidad de desarrollar un cáncer es relativamente pequeña. De todas maneras sí, hay coincidencia en que provoca una situación de riesgo.

Una excepción

Las mujeres jóvenes a las que se ha practicado una histerectomía (extracción quirúrgica del útero) o una ooforectomía (extracción quirúrgica de los ovarios) experimentan una menopausia artificial inevitable. Se trata de un caso especial en el que hasta los detractores de la THS suelen apoyar el tratamiento.

Se entiende que es una circunstancia donde pueden darse a una edad temprana los síntomas y algunos riesgos que se corresponden con otra etapa de la vida.

Los métodos de administración de la THS

Generalmente la THS se aplica por vía oral, transdérmica o subdérmica y se suele administrar en:

- **Preparados secuenciales:** primero estrógenos durante 21-31 días, a los que se les añade progestágenos durante 12-14 días del ciclo estrogénico. Se producen hemorragias de supresión.
- **Preparados intermitentes:** se toman juntos estrógenos y progestágenos durante 21-25 días con un descanso de 5 a 7 días. También se producen hemorragias de supresión.
- **Preparados combinados continuos:** se toman juntos estrógenos y progestágenos sin interrupción para evitar las hemorragias, aunque hay riesgo de hemorragias de supresión durante los tres primeros meses de tratamiento.

La THS se puede administrar por las siguientes vías:

Vía oral

Es la vía que más se utiliza y generalmente se suelen administrar estrógenos combinados con progesterona (excepto a las mujeres que han pasado por una histerectomía, en cuyo caso sólo se les proporciona estrógenos). Las hormonas se degradan en el intestino y en el hígado, y entre sus efectos negativos encontramos la posibilidad de provocar náuseas; además, hay un efecto de «sube y baja» de las concentraciones de estrógenos que puede provocar problemas digestivos y migrañas.

Vía transdérmica

Estos estrógenos no se metabolizan en el hígado, por lo que no producen efectos negativos en esa víscera. Se comercializan como parches, cremas y geles.

- **Parches:** el estrógeno impregnado en el adhesivo penetra a través de la piel. Este sistema puede presentar problemas de reacciones cutáneas o de adherencia. Hay parches que se aplican una vez a la semana, mientras que otros necesitan dos cambios semanales.
- **Cremas y geles:** las cremas se aplican directamente en la vagina aprovechando que la mucosa vaginal es una superficie de alta eficacia de absorción. Los geles se aplican sobre el bajo abdomen y el estrógeno se absorbe a través de la piel como en el caso de los parches, aunque generalmente no presenta las reacciones alérgicas que suelen provocar aquéllos.

Vía subdérmica

Los implantes consisten en la inserción subdérmica de una cápsula de estradiol (un tipo de estrógeno) en la zona abdominal baja o en la nalga. La liberación del estrógeno que pasa a la circulación sanguínea es lenta pero continua, y depende de la superficie del implante. Lo más usual es que se utilicen implantes de 50 mg de estradiol (suministro para seis meses) o bien implantes de 100 mg en períodos de un año aproximadamente. Una ventaja que encuentran algunas mujeres a este sistema es que resulta un alternativa cómoda, ya que no hay que estar pendiente de «tomas diarias», pero presenta varios inconvenientes. Por ejemplo, pueden persistir síntomas como los sofocos, los sudores o problemas psicológicos, como depresiones. Para contrarrestar estos efectos, algunos médicos suelen utilizar progestágenos, prescribir antidepresivos o emplear ambas medidas a la vez.

Conclusión

Además de los riesgos colaterales que puede implicar someterse a una THS, es importante saber que hay mujeres que tampoco pueden someterse a ella debido a su historial médico: por ejemplo, si ya tienen presión arterial elevada, si presentan fibromas, endometriosis, quistes mamarios o antecedentes familiares de cáncer de mama. Incluso el hígado, órgano receptor de toxinas, se puede ver afectado al tener que trabajar más para desechar el exceso de hormonas que la THS aporta .

Antes de tomar el camino de la reposición hormonal, es extremadamente aconsejable ensayar los tratamientos naturales y aprender a ser más respetuosa con el propio cuerpo. Piénsalo por un momento: si la naturaleza ha dispuesto que en determinado momento de la vida la producción hormonal disminuya, ¿por qué razón la habríamos de volver a introducir? La respuesta posible es: para reducir los síntomas molestos de la menopausia. Pero ¿y si en lugar de «nadar contra la corriente», buscáramos una alternativa más acorde con la naturaleza? Después de todo, es perfectamente comprensible que el propio cuerpo tenga que pasar por un período de adaptación a una nueva situación. Cada mujer puede acompañar este proceso de una forma no agresiva. Como veremos, hay una alternativa natural a la THS. Mediante sencillos tratamientos, puedes conseguir grandes resultados para aliviar la mayoría de los síntomas molestos sin padecer efectos secundarios negativos, y si le añades un poco de actividad física, los beneficios se duplican. De esto hablaremos a continuación.

Las terapias naturales

En el capítulo anterior hemos comentado el tratamiento alopático de los síntomas de la menopausia (la terapia hormonal sustitutiva o THS). Pero hay una alternativa más amable con el organismo femenino para paliar las molestias de la menopausia. Digamos que un tratamiento natural es también un tratamiento integral, porque no se encarga solamente de eliminar algunos síntomas, sino que actúa a fondo, implicando todos los aspectos de la persona. La medicina natural recurre a la fitoterapia, la homeopatía, la acupuntura, la aromaterapia, la balneoterapia y otras técnicas para reforzar un tratamiento.

Naturismo, la ciencia de la naturaleza

El naturismo aporta los sencillos recursos que nos ofrece la naturaleza para resolver los problemas de la menopausia. Se vale de la hidroterapia (método curativo por medio del agua), la fitoterapia (tratamiento mediante plantas o sustancias vegetales), la dietoterapia (aprovecha las propiedades curativas de los alimentos), el descanso (imprescindible para dar una tregua al cuerpo), los baños de sol (dan vigor al organismo), el ayuno, etcétera. Al respetar al ser humano en su totalidad y promover la salud simplemente observando las sencillas leyes de la naturaleza, su aplicación resulta también muy simple. Por ese motivo, el buen profesional no precisa de complejos aparatos, ni de pruebas analíticas de tecnología punta para llegar a un diagnóstico y aplicar un tratamiento. Sus remedios no deben ser económicamente caros, aunque sí aplicados por un buen profesional.

Fitoterapia, la medicina de las plantas

A veces suele hablarse de la fitoterapia como de la medicina de la gente sencilla, y es cierto porque en ella está la fuerza curativa ancestral por excelencia. Cuando no existía la química industrial sólo había plantas para aliviar las dolencias. Luego aparecieron los fármacos de síntesis, que contienen el principio activo aislado de la planta sintetizado en el laboratorio, junto con otros ingredientes. El resultado final no está exento de contraindicaciones o efectos secundarios. Hoy día, los medicamentos conviven con las plantas medicinales en la misma sociedad, aunque estas últimas se encuentran en franca ascendencia (y el gremio de farmacéuticos ha tomado buena nota de ello, pues pretende que el Estado obligue a vender las plantas exclusivamente en las farmacias). Como algunas plantas pueden llegar a ser muy tóxicas o producir efectos contrarios a los que necesitamos, es importante la consulta con un fitoterapeuta o un especialista titulado.

Lo más usual es utilizar las plantas en forma de *infusiones* (si utilizas las partes más delicadas como hojas o flores) o *decocciones* (si utilizas las partes más duras de la planta, como la raíz o la corteza). Pero también se pueden emplear *en polvo, en tinturas, en jarabes y en extractos hidroalcohólicos.* Las tinturas son una excelente opción porque resultan muy cómodas de tomar: sólo tienes que diluir unas pocas gotas en agua o zumo y beberla.

Homeopatía, la cura por lo «semejante»

Se trata fundamentalmente de una medicina integral, es decir, que trata a la persona en su totalidad, observando no solamente los síntomas que llevan a la persona a la consulta, sino también todos los demás, incluyendo su estado emocional y mental. La homeopatía se basa en la ley de semejanza (lo similar cura lo similar), esto es: una sustancia que en un organismo sano puede provocar una enfermedad, también la puede curar si es administrada en dosis infinitesimales. En síntesis, podemos decir que la homeopatía brinda al organismo un estímulo para que active sus propias defensas, al contrario de la medicina alopática convencional, que busca identificar el síntoma y suprimirlo por medios externos y opuestos al mismo.

Por esta razón, no hay un medicamento homeopático igual para todo el mundo aunque se hable de la misma afección, porque la elección del remedio adecuado para esa persona dependerá de un conjunto de factores. En general, el tratamiento homeopático para la menopausia es eficaz y sobre todo no agresivo, por lo que es recomendable la consulta a un profesional con objeto de que indique la terapia que es preciso seguir. A efectos meramente informativos vamos a comentar a continuación el perfil de alguno de los medicamentos homoepáticos para el tratamiento de la menopausia.

Recuerda, sin embargo, que si decides seguir un tratamiento homeopático, debes visitar a un médico homeópata. No te automediques.

Lachesis

Es un tipo de medicamento muy clásico para el tratamiento de la menopausia. La mujer que requiere *lachesis* suele tener reglas abundantes, ser irritable, tener problemas de memoria y concentración, sofocos y dolor de cabeza (particularmente al despertar) que empeoran si el día anterior ha tenido algún disgusto. Sus síntomas se agravan con el calor y no tolera la ropa que le aprieta el cuello o la cintura.

Sepia

También es bastante habitual que se recete en la menopausia. La administración de *sepia* se corresponde con síntomas como menstruación abundante, irritabilidad, dolor de cabeza y rubores. La persona tiende a la depresión, elabora pensamientos negativos, experimenta tristeza, deseos de soledad y desinterés sexual. No acepta que la consuelen, ni que la distraigan. Se levanta cansada por la mañana, mientras que por la tarde se muestra ansiosa. Los sofocos le suben desde la pelvis hasta la parte superior del cráneo, pero conserva la cara pálida. Presenta prolapso del útero y la vejiga; también padece sequedad vaginal y envejecimiento de la piel.

Sanguinaria

La mujer que requiere este tratamiento tiene menstruaciones abundantes, padece sofocos y muestra las mejillas rojas. Cuando no tiene la regla, presenta molestias abdominales, pechos sensibles a la presión y flujo irritante. Suele padecer migrañas o cefaleas provocadas por el sol.

Strontium carbonicum

Sus reglas son escasas, puede tener dolor de cabeza, acompañado de una sensación de hormigueo en los brazos y en las manos. Si el cuadro se complica pueden aparecer zumbidos en los oídos e hipertensión. Puede padecer reumatismos en hombros y rodillas. Empeora con el frío mejora con el calor.

China

Indicada para una mujer hipersensible al ruido y los olores, con menstruaciones irregulares y pérdidas de sangre de color oscura y en coágulos durante la premenopausia. Esto se presenta con sudores fríos y anemia. Se siente débil, situación que empeora al aire libre o ante una corriente de aire. Mejora con el calor y la presión fuerte.

Graphites

Se suele indicar a una mujer friolera con hipotiroidismo y anemia. Este tipo de mujer es de movimientos lentos y tiene tendencia a la obesidad y la celulitis. Padece problemas de estreñimiento y aerofagia; no le agrada la carne. Su piel es más bien seca y proclive a los eccemas. Suele tener herpes y cabello frágil. Sus reglas son poco abundantes e irregulares, acompañadas a veces por picores. Es indecisa, apática, muy sensible y puede sufrir frigidez.

Lycopodium

Las mujeres que toman *lycopodium* suelen ser deportistas, musculosas dinámicas y muy vitalistas. Tienen una cierta «debilidad hepática» y padecen migrañas y estreñimiento. Su carácter es autoritario y tienen arrebatos de irritabilidad, aunque enseguida se arrepienten de ello. No toleran la idea de que sus capacidades, como por ejemplo la memoria, mermen a causa de la menopausia. Tienen además tendencia a acumular sobrepeso en las caderas, cintura, muslos y rodillas, y cogen peso con facilidad y probablemente debido a una disfunción metabólica; prefieren lo salado a lo dulce. Generalmente sufren caída del cabello, que suele ser graso. Sudan copiosamente y las delata el olor en las axilas y los pies. Padecen de insomnio.

Pulsatilla

Está indicado para mujeres que tienen labilidad emocional; por ejemplo, se ponen a llorar con facilidad, se sienten deprimidas y muestran repentinos cambios de humor. Tienen el cabello debilitado.

Acupuntura, una ciencia milenaria

La acupuntura es una técnica que se utiliza en las medicinas tradicionales de diferentes países, como por ejemplo la china, la vietnamita o la coreana, desde hace milenios. Trata los desequilibrios energéticos, que son los que se manifiestan en forma de molestias físicas o estados emocionales adversos. La acupuntura toma como base la energía vital o *qi* (se pronuncia «chi»), que circula por nuestro cuerpo a través de unos canales llamados *meridianos*; a lo largo de estos canales de energía están repartidos los llamados *puntos de acupuntura* sobre los que se puede actuar modificando el flujo energético, ya sea estimulándolo o ralentizándolo. Para ello se utilizan agujas finísimas que se introducen en los puntos de acupuntura y que son casi indoloras. La menopausia es un período en el que aparece un desequilibrio energético, reflejado en una serie de cambios hormonales. Para la medicina tradicional china, se trata de una situación claramente *yang*: los sofocos, la sudoración, la hiperactividad, la sequedad de la piel, etcétera, dan buena cuenta de ello. Mediante la tonificación o sedación de los diferentes puntos de acupuntura se puede compensar esta situación y equilibrar el exceso de *yang* gracias a la tonificación de la energía *yin* del organismo, sobre todo en el riñón, que es el órgano regulador de los ritmos sexuales.

Sin embargo, al igual que la homeopatía, la acupuntura no trata un determinado síntoma, sino a la persona en su totalidad. Por esta razón, la acupuntura es una técnica que se puede aplicar a la mayoría de desequilibrios que se presentan en la menopausia, desde la osteoporosis hasta los sofocos, pasando por la depresión o el insomnio.

Aromaterapia, la terapia sutil

Los aceites esenciales son extractos naturales volátiles de ciertas plantas que se obtienen por medio del calor, por ejemplo en un alambique, y se enfrían luego para reducirlos nuevamente a su estado líquido. Contienen prácticamente todos los principios activos de la planta de la que proceden (aminoácidos) minerales, enzimas, vitaminas, hormonas y otras sustancias, y son los agentes usados en la aromaterapia con fines curativos y cosméticos, aunque otras terapias, como la fitoterapia, el masaje y la medicina ayurvédica también los usan. Existe más de un centenar de plantas cuyo aceite esencial ha demostrado ser terapéutico. Según la planta, se precisan desde pocos kilogramos hasta más de 3.000 kg de flores para obtener solamente un litro de su aceite esencial, lo cual explica su coste, a menudo elevado.

El uso de los aceites esenciales data de aproximadamente el año 3000 a. C. Al ser tan concentrados, los aceites esenciales, en su mayoría, son por lo menos 50 veces más potentes que las plantas de las cuales fueron extraídos. Casi todos contienen varias docenas de sustancias químicas, lo que les confiere utilidad en diversas dolencias. Se pueden tomar por vía oral, pero también inhalarse o ser absorbidos a través de la piel. La inhalación puede realizarse aspirando directamente los vapores de un recipiente que los contenga o de un tejido empapado. En el primer caso, los aceites se añaden a un vaporizador o una olla de agua hirviendo y se aspira la fragancia que desprenden, o bien se aromatiza una habitación, oficina o cualquier otro local cerrado con una mezcla de agua y aceites. Para la absorción a través de la piel, los aceites pueden mezclarse con un aceite portador (aceite de almendras dulces, por ejemplo) y aplicarse directamente sobre la piel en forma de compresas o masaje; también se pueden añadir al agua del baño mezclados con un vehículo como la leche o la lecitina de soja. Cuando entran a través de la piel, los aceites son absorbidos por los tejidos y por el sistema linfático en aproximadamente 20 minutos. Entonces viajan por los fluidos corporales y llevan sus nutrientes directamente a las células del cuerpo.

Para realizar un masaje usando un aceite esencial hay que utilizar el método siguiente:

- Añadir a un aceite base (de almendras dulces, de aguacate o de germen de trigo) la mitad de la cantidad que se desea preparar en gotas de aceite esencial. Por ejemplo, para preparar 60 cc, 30 gotas (en el caso de aceites de aplicación facial se añade la cuarta parte, es decir, para 60 cc, 15 gotas [1 cc = 1 ml]). Para tomar un baño con un aceite esencial, se mezclan de 8 a 10 gotas de aceite esencial en leche entera o en lecitina de soja, y se añaden al baño.

Debes ser cautelosa con el uso de aceites esenciales porque se trata de un producto muy concentrado. Generalmente se utilizan para darle a un aceite vegetal una propiedad determinada y hacer masajes con él; por ejemplo, se suele utilizar el romero para activar la circulación de las piernas o la manzanilla para masajear el vientre y aliviar el dolor de estómago. Pero también se utilizan para hacer vahos, baños, gárgaras o para poner en ambientadores. Ten cuidado de no confundir los aceites esenciales con simples «esencias», que suelen ser compuestos artificiales sin propiedad terapéutica alguna. Para asegurarte de que compras un producto de calidad, escoge aquellos de procedencia biológica.

Balneoterapia

Si te dispones de un poco de tiempo y juntas algunos ahorros, date un premio y concierta una cita con las aguas termales. Cuando hablamos sobre la osteoporosis ya mencionamos los beneficios de las aguas minero-medicinales, pero el campo es mucho más amplio. En algunos balnearios se proporcionan tratamientos específicos para las afecciones ginecológicas, como dolores en el aparato genital o dismenorreas; también son muy eficaces para aliviar el estrés, los estados depresivos, el síndrome posmenopáusico, el agotamiento nervioso, las neuralgias, el insomnio, la irritabilidad, el exceso de peso, el tabaquismo, así como diversas afecciones reumáticas, digestivas y respiratorias. La oferta de estaciones termales en España es rica y variada, y en su mayoría se hallan en plena naturaleza. Son la mejor manera de iniciar un cambio positivo en tu vida.

Complementos nutracéuticos, naturaleza envasada

Son la alternativa natural a los productos de farmacia. Los nutracéuticos marcan la era de la prevención rápida y fácil, ya que se trata de fórmulas hechas a base de plantas, minerales o ambos ingredientes simultáneamente. En algunos casos suelen ser concentraciones elevadas de sus componentes activos que resultan muy difíciles de consumir en su estado natural, como en el caso del ajo, que debe comerse en grandes cantidades para tratar efectivamente una enfermedad, una tarea prácticamente imposible para muchas personas, pero que tiene solución si se toman unas cuantas perlas de aceite de ajo al día. Por otro lado, presentan la ventaja de que pueden tomarse para cubrir carencias ocasionales y no tienen efectos secundarios.

En el caso de la menopausia se han lanzado últimamente muchas novedades, tanto para prevenir riesgos como para tratar la sintomatología clásica de este período. Las isoflavonas de soja son un buen ejemplo de ello. El interés por ellas se inició a raíz de la publicación de diversos estudios que demostraron la relación entre el consumo de soja y un menor índice de osteoporosis, enfermedad coronaria y trastornos como los sofocos durante la menopausia en las mujeres japonesas, que son quienes más consumen este alimento. Las isoflavonas (genisteína, glicitina, genistina, etcétera) son sustancias de una estructura similar a los estrógenos femeninos que suplen su carencia, por una parte, y que evitan que otros estrógenos perjudiciales (como los que están presentes en alimentos de procedencia industrial, como la leche o los huevos) actúen libremente en el cuerpo, por otra.

Elixires energéticos

Se trata de productos muy nuevos cuya efectividad está todavía por confirmar. Digamos que en un pequeño frasco hay un concentrado de principios de la medicina tradicional china (MTC), de fitoterapia, de remedios florales de Bach, de aromaterapia y de oligoterapia. Estos elixires persiguen el equilibrio de la energía según las leyes de la MTC y actúan sobre los órganos según los meridianos de acupuntura y sobre los planos sutiles de la persona. Dicho otro modo su radio de acción es global y se pueden tratar tanto problemas físicos (sean crónicos o trastornos puntuales) como emocionales (períodos de cambio, crisis, depresiones). Se conocen diez formulaciones asociadas a cinco estaciones (primavera, verano, fin del verano, otoño e invierno) y cinco órganos (que se correlacionan con las cinco «entrañas» y los cinco elementos de la MTC):

- Corazón (intestino delgado, fuego).
- Bazo (estómago, tierra).
- Pulmón (intestino grueso, metal).
- Riñón (vejiga, agua).
- Hígado (vesícula biliar, madera).

Según la necesidad, se recurrirá a un elixir que expanda o que contraiga la energía de un órgano concreto. En el caso de la menopausia, hay varios de estos elixires que pueden ayudarte a resolver algunos síntomas, y apoyarte emocionalmente en este período de cambios.

Para tomar estos elixires se pueden seguir cinco pautas:

- Cada órgano pasa por su período depurativo en una determinada estación del año y es una buena oportunidad para reforzarlo y prevenir afecciones propias de los cambios de estación.
- Según la emoción que se manifieste.
- Según el síntoma que se manifieste.
- Según el temperamento o el aspecto físico.
- Por diagnóstico sensitivo: los profesionales que trabajan con los elixires pueden utilizar la intuición pura, el diagnóstico

por el pulso o bien utilizar técnicas como la terapia MORA, la kinesiología, la radiestesia, etcétera.

Si observamos los síntomas físicos o el estado emocional, se pueden recomendar los siguientes elixires.

Elixir n.º 2

Interesa al meridiano del hígado y al de la vesícula biliar; está indicado para personas que tienen tendencia a presentar un problema energético en estos órganos (bloqueo, exceso, vacío energético). Los síntomas que manifiestan son impaciencia, irritabilidad, ansiedad, nerviosismo, pérdida de memoria, reglas dolorosas, sofocos, hemorroides, varices.

Este elixir favorece la buena circulación, drena toxinas, purifica la piel, fortalece las uñas, relaja los músculos, favorece el sueño y tranquiliza el espíritu.

Elixir n.º 4

Se recomienda para las personas gobernadas por el meridiano del corazón y del intestino delgado cuando es necesario equilibrar el exceso de energía en estos órganos.

Ayuda a paliar síntomas como insomnio, sobreexcitación emocional, hipertensión, dolor en el pecho con palpitaciones, cefaleas.

Este elixir contribuye a mejorar la calidad del sueño, aplacar la excitabilidad nerviosa y la ansiedad; combate los mareos y favorece la buena circulación sanguínea.

Elixir n.º 6

Actúa sobre los meridianos del bazo y el del estómago, y se indica a personas que tienen un exceso de energía en estos órganos.

Es útil para tratar síntomas como cefaleas, dolor y pesadez en brazos y piernas, gastritis, exceso de peso, celulitis, niveles altos de azúcar en la sangre y pérdidas de memoria. Dispersa el exceso de energía *yang* del estómago y estimula el *yin* de bazo. Ello contribuye a facilitar la pérdida del excedente de peso, a mejorar la circulación de la sangre, a mejorar la digestión y a depurar el organismo.

Elixir n.º 9

Es adecuado para personas influenciadas por los meridianos del riñón y la vejiga cuando hay una insuficiencia energética en esos órganos.

Este elixir estimula el tono general y sexual, fortifica el sistema nervioso, tonifica el cerebro, ayuda a la función renal, mejora los dolores articulares.

Se recomienda ante los siguientes síntomas: depresión, melancolía, hipotensión, corazón débil, anemia, edemas, cistitis de repetición, apatía sexual, desmineralización ósea, reumatismos.

11

Qué hacer para...

Las terapias que hemos mencionado se pueden complementar perfectamente entre sí. Si a ello le sumas una dieta con alimentos adecuados y el ejercicio físico, tendrás un tratamiento integral para hacer frente a las molestias que puedan venir con la menopausia sin que ello signifique crear un nuevo trastorno.

Con el fin de que este libro resulte lo más útil posible, veamos ahora qué podemos hacer para prevenir y tratar los síntomas y afecciones más frecuentes durante la menopausia.

Naturalmente se trata de orientaciones que en ningún caso pretenden sustituir la visita al especialista.

Cáncer de mama

La menor incidencia de cáncer de mama se da en países donde las grasas de la dieta aportan solamente el 20 % de las calorías diarias. Por eso es aconsejable que tomes la mínima cantidad de grasa, es decir, que sigas una dieta con la que obtengas menos del 25 % de las calorías diarias procedentes de las grasas. Sobre todo, evita las grasas de origen animal (incluida la leche y sus derivados), grasas poliinsaturadas (algunos aceites vegetales) y las grasas hidrogenadas (como las margarinas o las de la bollería industrial). Se ha demostrado que todos estos ingredientes aumentan el riesgo de padecer cáncer. En su lugar, toma grasas monoinsaturadas, como las que proporciona el aceite de oliva, y reemplaza la carne por pescado (que es rico en ácidos grasos omega-3). Ambos reducen el riesgo de cáncer de mama.

El cáncer de mama está relacionado con los niveles de estrógenos; demasiados estrógenos aumentan el riesgo de padecerlo. Recuerda también que incluso después de la menopausia, cuando los ovarios dejan de producir estrógenos, el cuerpo femenino sigue metabolizándolos, pues los obtiene de los almacenes de grasa corporal. Por esa razón, intenta mantener tu peso ideal. Según los estudios realizados, el ejercicio te puede ayudar a conservar la línea: cuatro horas de actividad regular moderada a la semana reducen los niveles de estrógenos y, en consecuencia, el riesgo de sufrir cáncer de mama.

Estrategias

Introduce en tu dieta productos derivados de la soja como el tofu, el miso y el tempeh; aportan estrógenos débiles de origen vegetal que pueden disminuir el riesgo de cáncer, ya que se ocupan de los receptores de estrógenos y los protegen de sus formas más potentes.

Come col (o verduras de su misma familia, como el brécol o las coles de Bruselas) con cierta regularidad. Contiene compuestos que pueden bloquear los estrógenos de otras procedencias, como los contaminantes ambientales y los procedentes de la carne, el pollo, los huevos y los derivados lácteos convencionales. Estos alimentos contienen los residuos de las hormonas que se administra a los animales para crecer. Utiliza versiones ecológicas, sin hormonas, o simplemente elimínalos de la dieta.

Evita el alcohol, porque al activar la producción de estrógenos, aumenta el riesgo de cáncer de mama.

Come más fruta y verdura. Contienen diferentes fitoquímicos que protegen contra el cáncer.

Y, finalmente, toma suplementos antioxidantes para mantener el sistema inmunitario en las mejores condiciones. El selenio, por ejemplo, es un mineral antioxidante presente en la tierra (y los vegetales) de zonas del planeta donde la incidencia de cáncer en la población es menor.

La autoexploración de las mamas es muy adecuada para descubrir precozmente cualquier alteración susceptible de recibir tratamiento, así como el mejor método de diagnóstico precoz del cáncer de mama. Los síntomas que aconsejan buscar atención médica son un cambio en el tamaño o en la simetría de la mama, la presencia de un bulto, la retracción del pezón, la deformación de la areola o el contorno de la mama, la aparición de la llamada «piel de naranja» en la mama (edema de la piel), el aumento de los ganglios linfáticos en la axila o en el área clavicular, o la secreción de líquido sanguinolento por el pezón.

¿Cada cuánto debe hacerse una mamografía?

Éste es un tema delicado y, desgraciadamente, cuanto más estudiamos las mamografías menos seguros estamos sobre cuán a menudo se deben realizar y cuán bien hacen. Diferentes organismos aconsejan efectuar una mamografía anual a todas las mujeres a partir de los 40 años. Todavía no hay evidencias suficientes para recomendar mamografías periódicas a las mujeres menores de 50 años con un factor de riesgo de cáncer de mama normal, no aumentado. El motivo radica en que, antes de la menopausia, las mamas están formadas por tejido denso que puede esconder un tumor, lo que hace que las mamografías resulten menos fiables. Después de la menopausia, ese tejido se convierte en grasa, la cual ofrece un buen contraste para detectar los tumores. Éste es el motivo por el que las anormalidades que aparecen en las mamografías de las mujeres premenopáusicas pueden ser falsos positivos, es decir, que pueden parecer cáncer cuando en realidad no lo son. Los falsos negativos también constituyen un problema; según la edad de la mujer y la frecuencia de las pruebas, las mamografías pueden no detectar entre el 10 y el 25 % de todos los tumores.

Otro aspecto es las vidas que salvan las mamografías. Los resultados de un reciente estudio sueco sugieren que el *screening* con ellas reduce el 63 % de muertes por cáncer de mama, pero otros estudios demuestran que las mamografías sólo reducen el

30 % de muerte por cáncer de mama, una cifra que no representa una mejora clara de los resultados del primer estudio que se realizó sobre los beneficios de las mamografías hace 40 años.

Además, las mamografías pueden detectar unas lesiones muy pequeñas llamadas *carcinoma ductal in situ* (CDIS). Estas anormalidades no son necesariamente mortales, y sólo uno de cada cinco casos progresará a cáncer de mama invasivo, aunque desgraciadamente nadie puede predecir cuál. Por este motivo, la mayoría de los casos son tratados de forma agresiva con mastectomía, seguida a veces de radioterapia. La American Cancer Society estima que, en Estados Unidos, este año se diagnosticará CDIS a 46.400 mujeres a través de las mamografías. Si sólo uno de cada cinco casos progresará a cáncer invasivo, quiere decir que unas 37.000 mujeres serán sometidas innecesariamente a cirugía.

Con estos datos, es difícil dar un consejo definitivo a todas las mujeres. Tal vez la mejor opción consista en revisar la historia familiar para establecer qué riesgo tiene de padecer cáncer de mama con tu médico. Luego, según lo que él te aconseje, podrás tomar una decisión acorde al resultado, empezando, siempre que el diagnóstico no sea grave, por un tratamiento no agresivo.

Senos doloridos y con bultos

La glándula mamaria puede sufrir muchos trastornos, la mayoría de ellos benignos y susceptibles de ser tratados con remedios alternativos. Entre los problemas benignos, los quistes, el fibroadenoma y la mastitis son los más comunes.

La acupuntura utiliza la estimulación de ciertos puntos para aumentar la producción de anticuerpos capaces de rechazar la infección en caso de abscesos y mastitis, y equilibra los niveles hormonales que pueden alterar las mamas y el sistema reproductor en general. Además, constituye un excelente tratamiento preventivo de la mastopatía fibroquística que deberían recibir todas aquellas mujeres que tengan un antecedente familiar de primer grado (abuelas, madre, hermanas) con quistes benignos en la mama. También puede tratar el dolor en las mamas asociado con la menstruación.

El drenaje linfático ayuda al cuerpo a desembarazarse de las toxinas que pueden producir inflamación e infección. Los aceites esenciales pueden estimular el drenaje linfático y aliviar los síntomas de enfermedades mamarias; para estos casos se recomiendan los de geranio, enebro, lavanda y romero. Estos aceites pueden añadirse al baño o aplicarse en una compresa sobre las mamas doloridas.

La homeopatía recurre a remedios como *Belladona* y *Bryonia alba* (mastitis, mastitis durante la lactancia y mastodinia), *Pyrogenium, Belladona, Apis mellifica* (absceso del seno), *Thuya occidentalis, Rhus toxicodendron, Scrofularia nodosa, Asterias rubens* (mastopatía fibroquística), etcétera.

En cuanto a la fitoterapia, dado que esta situación suele deberse al propio desequilibrio hormonal, se utilizan el sauzgatillo y la cimicífuga como normalizadores de los niveles hormonales.

He aquí algunos complementos útiles, las isoflavonas tienen gran influencia en una serie de afecciones gracias a sus componentes activos antioxidantes: *puerarina, genisteína y dadzeína*; en particular, estos dos últimos tienen importantes efectos anticancerígenos. Las isoflavonas ejercen un efecto dual: en algunos tejidos funcionan mimetizando la acción de los estrógenos para, de alguna manera, «ocupar su lugar», pero en otros casos, cuando un exceso de estrógenos parece tener efectos negativos, como una posible acción carcinógena en el pecho, las isoflavonas toman una posición antagónica y bloquean la acción dañina de aquéllos.

La sequedad vaginal

La causa más frecuente de sequedad vaginal en la mujer es la falta de estrógenos, motivo por el cual constituye un síntoma

135

frecuente de la menopausia. También lo puede provocar el uso de la píldora, el consumo de tabaco o bien una infección vaginal.

El remedio homeopático para mujeres en la menopausia con sequedad vaginal que interfiere en las relaciones sexuales es *Natrium muriaticum*. Se trata de un principio activo que también se usa en caso de anemia o debilidad intensa debidas a una causa física o moral, como en el caso de pérdidas hemorrágicas, el fallecimiento de un familiar o la pérdida de una amistad importante.

La planta sauzgatillo *(Vitex. agnus-castus)* se utiliza habitualmente tanto para tratar problemas de la regla como durante la lactancia materna. Puede ayudar a eliminar la mayoría de síntomas de la menopausia, incluyendo la sequedad vaginal. Se puede encontrar en tintura y en cápsulas. El sauzgatillo es un normalizador de las hormonas sexuales femeninas, con un efecto estrogénico beneficioso.

El *dong-quai* (a veces llamado *tang kwei, dang gui,* o angélica china) tiene antigua reputación como tónico femenino y para aliviar la sequedad vaginal, aunque es preciso tomarlo durante varios meses antes de que comience a surtir efecto; además, no solamente reduce la sequedad vaginal, sino que también devuelve el espesor y la elasticidad a las paredes vaginales.

Un buen lubrificante de farmacia hidrosoluble (es decir, que no contiene grasas animales o derivadas del petróleo), inodoro e incoloro es el Replens®, un gel que posee agua retenida en una base polimérica hidrófila y que se puede aplicar tres veces por semana.

Y otra sustancia de aplicación tópica es la onagra *(Oenothera biennis)*, cuyo aceite se puede aplicar localmente para el tratamiento de la sequedad vaginal.

La acupuntura es una buena terapia, ya que en pocas sesiones resuelve el problema; su estrategia consiste en tonificar el *yin* del elemento agua, es decir, tonificar el *yin* de riñón y de vejiga, para contrarrestar la situación *yang* existente.

Sofocos y sudores nocturnos

Raramente oímos de mujeres que tengan pocos problemas con la menopausia, aunque ciertamente hay muchas. En muchas culturas orientales, la menopausia se considera como una época de fortalecimiento y salud para la mujer. Alrededor del 85 % de mujeres occidentales experimentan sofocos durante la menopausia. Se puede sentir una gran sensación de calor alrededor de la cabeza y el cuello, y sudor profuso, seguidos de escalofríos. Algunas mujeres experimentan estos síntomas durante unos meses, mientras que otras los padecen durante años.

Tal vez los efectos más contundentes sobre los sofocos vienen de la mano de la hemodilución isovolémica, que no es más que la clásica sangría, uno de los métodos terapéuticos más utilizados en la historia de la medicina. Las sangrías están indicadas en procesos congestivos, por lo que alivian los sofocos y disminuyen la sensación de embotamiento. Se trata de extraer una pequeña cantidad de sangre con una periodicidad quincenal o mensual. La cantidad extraída dependerá de cada caso, oscilando entre los 50 y los 100cc. Naturalmente este tratamiento únicamente puede prescribirlo y aplicarlo tu médico.

Algunas plantas como el *dong quai* (*Angelica sinensis*, combinada con ortiga en caso de sangrado abundante), la alfalfa (por su contenido en *cumoestrol*), la cimicífuga (también usada en caso de estado de ánimo bajo durante la menopausia), la regaliz (por su contenido –aunque no muy abundante– en isoflavonas), el sauzgatillo (*Vitex agnus-castus*, un regulador del sistema reproductor femenino) y la damiana (*Turnera diffusa*, una planta que tiene reputación como tónico y afrodisíaco femenino, además de poseer una suave acción laxante). Elige dos de las plantas de este grupo y prepárate una infusión para tomar cada día por la noche (también dispones de ellas en forma de tintura, aunque, al estar más concentradas, su sabor resulta algo más intenso). Tómatelas hasta que cesen los sofocos y reduce gradualmente la dosis hasta que puedas suspender el tratamiento.

En aromaterapia la planta más recomendada es la *salvia*. Su aceite esencial se puede tomar por vía oral (dos gotas, tres veces al día, tres días a la semana, durante uno o dos meses). Si encuentras demasiado fuerte su sabor, puedes realizar un masaje en el abdomen con este aceite dos veces a la semana. La única contraindicación se produce en caso de epilepsia, pues el aceite de salvia a dosis altas puede desencadenar crisis convulsivas. Otro remedio de gran ayuda es el aceite esencial de *manzanilla romana*, una planta de las llamadas «adaptógenas» que ayuda a devolver el equilibrio al organismo. Puedes utilizarla para darte un masaje o también tomarla por vía oral, por ejemplo de 5 a 10 gotas disueltas en una tisana.

En cuanto a complementos dietéticos, tanto la *vitamina E* como el ginseng contribuyen a aliviar los sofocos además de ayudar a controlar el ánimo decaído. La vitamina E suele tomarse a razón de 800 UI al día (en nuestro país la puedes encontrar comercializada en las farmacias en cápsulas de 400 UI, y en tiendas de dietética, en comprimidos de 400 y 600 UI). La nutrición también resulta muy importante. Los productos de soja, a excepción del *tamari*, contienen sustancias parecidas a los estrógenos que pueden ser los responsables de la baja incidencia de los síntomas de la menopausia en las mujeres orientales.

Diversos estudios han demostrado que respirar lenta y profundamente puede disminuir la intensidad de los sofocos a la mitad, sencillamente porque se calma el sistema nervioso central. Según esto, los ejercicios de yoga, qi gong o tai-chi pueden ser de gran ayuda.

La acupuntura contribuye a eliminar los sofocos, de la misma manera que es de gran ayuda en el tratamiento de la sequedad vaginal, puesto que ambos síntomas proceden del mismo estado energético. Para ello, se tonifica el *yin* del elemento agua (*yin* de riñón y de vejiga), de modo que se contrarresta la situación *yang* existente.

Finalmente te recomendamos que tengas en cuenta el elixir n.º 2 (pág. 131).

Insomnio

El insomnio es una alteración del sueño relativamente frecuente, que afecta a 1/3 de la población de adultos de todo el mundo (es decir, dos mil millones de personas). Se produce con mayor frecuencia en mujeres, aunque la calidad del sueño disminuye tanto en hombres como en mujeres a medida que envejecemos.

Los síntomas que puedes tener son:

- Problemas para conciliar el sueño.
- Despertarte frecuentemente por la noche y dificultad para volverte a dormir.
- Despertarte demasiado pronto por la mañana.
- Despertarte sintiendo que el sueño nocturno no ha sido reparador.

Además, el insomnio se puede presentar de forma transitoria, cuando ocurre una noche a la semana; intermitente, cuando va y viene; y crónico, constante, cuando sucede la mayoría de las noches. Además de la incomodidad que supone no dormir por la noche, el insomnio produce somnolencia diurna; resulta fácil dormirse en una reunión o al mirar una película, hay problemas para concentrarse y recordar cosas, y genera cierta irritabilidad.

Muchos factores pueden contribuir al insomnio, incluyendo el estrés, los efectos secundarios de algunos medicamentos, el síndrome premenstrual y la menopausia. Pero para los que sufren insomnio crónico, normalmente las causas son más complejas y resultan de una combinación de factores como la depresión (la causa más frecuente), el dolor crónico, el síndrome de las piernas inquietas y la insuficiencia respiratoria o cardíaca.

Además, también puede haber otras causas de insomnio crónico, como el miedo a no ser capaz de dormirse, beber alcohol antes de acostarse, tomar demasiado café o té negro, fumar antes de acostarse, echar una buena siesta por la tarde, etcétera.

Determinados programas de trabajo o actividades nocturnas pueden interrumpir con frecuencia el ciclo de sueño/vigilia, lo que también favorece la aparición de insomnio nocturno.

Para que pases buenas noches, debes establecer una hora de acostarte. Este es uno de los factores más importantes para mantener los hábitos de buen sueño. La rutina también puede incluir tomar un baño caliente, dar un paseo relajante por la tarde o realizar ejercicios de meditación/relajación. Intenta acostarte a la misma hora cada noche y levántate a la misma hora por la mañana, incluyendo los fines de semana.

Realiza mucho ejercicio durante el día. Los estudios demuestran que la gente que es físicamente activa duerme mejor que la que es sedentaria. Cuanta más energía gastes durante el día, más soñolienta estarás por la noche. Pero asegúrate de no realizar un ejercicio demasiado vigoroso antes de acostarte. Reduce el consumo de cafeína y limita el alcohol. Aunque se consuman pronto por la mañana, ambos pueden afectar al sueño por la noche. Utiliza la cama sólo para dormir y tener relaciones; no la uses para trabajar ni para ver la televisión. Evita las cenas copiosas y mirar los programas de televisión por la noche, pues eso puede causar excitación. Toma un baño caliente antes de acostarte; prueba a añadir unas gotas de aceite relajante de lavanda en el agua. Y no te obsesiones por el insomnio; los estudios demuestran que los individuos que se preocupan por dormirse tienen mayores problemas.

He aquí remedios de fitoterapia: tanto la valeriana como la pasiflora funcionan como relajantes e inducen al sueño de forma natural. La valeriana también funciona para equilibrar los cambios de humor, aquellos que pueden situarte en un estado de ansiedad, de irritabilidad, de hipersensibilidad. Esta planta posee un alto rango terapéutico, es decir, se pueden tomar dosis relativamente altas sin aumentar el riesgo de padecer efectos secundarios. Además, también se indica en el tratamiento de la dismenorrea y de la cefalea tensional. Algunos estudios demuestran que la valeriana es más eficaz que el placebo y tan eficaz como los medicamentos estándar para tratar el insomnio. La valeriana facilita la transición al sueño y no tiende a aumentar el tiempo de sueño total. El único problema de la valeriana es que determinadas personas no responden a ella. Algunas incluso se ven estimuladas por la valeriana, especialmente quienes ya están fatigadas. Y otras pocas son muy sensibles a ella y refieren tener resaca al día siguiente. Estos efectos son sumamente infrecuentes, pero conviene saber que pueden producirse. El extracto de hipérico también funciona eficazmente en los trastornos del sueño y la ansiedad.

Una buena infusión relajante incluye valeriana, tila, melisa y flor de amapola o flor de azahar. Se puede tomar una taza, tres veces al día. En cualquier caso, yo no recomendaría tomar valeriana cada noche porque no es oportuno confiar en sedantes para dormir, ya sean naturales o sintéticos. pero si su uso es ocasional tal vez se trate de uno de los mejores remedios que existen. Sea como sea, lo más práctico consiste en aprender a calmar la mente mediante ejercicios de relajación.

El calcio y el magnesio son dos minerales esenciales para la relajación. Tomados por la noche pueden ayudar a algunas personas a dormirse más fácilmente.

En lo que respecta a aromaterapia: la *lavanda* suele ser el aceite esencial relajante por excelencia; puedes utilizarlo en masajes, en baños o directamente echando un par de gotas en la almohada antes de ir a dormir, cada día, durante una temporada.

La acupuntura tal vez es uno de los remedios más eficaces para tratar el insomnio, pues nuestro organismo dispone de numerosos puntos relajantes que inducen al sueño. Además, cualquier persona que se haya sometido a ella sabrá por propia experiencia lo fácil que resulta quedarse dormido durante una sesión.

De nuevo te recomendamos que tengas en cuenta el elixir n.º 2 (pág. 131).

La depresión y los cambios de humor

Según la fitoterapia, el hipérico (o hierba de San Juan) es muy efectivo en situaciones de desánimo, tristeza o depresión; es conocido como el «Prozac» natural. En las tiendas de dietética lo encontrarás en comprimidos o en forma de tintura. Es prudente que evites tomar el sol mientras sigas el tratamiento, porque en algunas personas produce fotosensibilidad, es decir, manchas en la piel por reacción con el sol. Otras alternativas son la pasiflora y el espino albar, plantas capaces de mejorar el estado de ánimo.

En aromaterapia, los aceites esenciales más eficaces son el de albahaca y el de ylang-ylang.

En cuanto a los complementos dietéticos, es importante que asegures el aporte de vitaminas del grupo B; estas vitaminas tienen una función activa en el metabolismo de los neurotransmisores. Se cree que durante depresión es habitual que se detecte una carencia de alguna de las vitaminas del complejo B.

La acupuntura y la homeopatía, por tratar a la persona en su totalidad, son eficaces en el tratamiento de la depresión.

Finalmente, te aconsejamos que tengas en cuenta el elixir n.º 9 (pág. 132).

Interés sexual

Aumentar la libido ha sido algo que ha interesado al ser humano durante siglos. El ginseng tiene una larga historia como vigorizador sexual. Los compuestos contenidos en su raíz (ginsenoides) aumentan la resistencia al estrés, mejoran el equilibrio hormonal, benefician el metabolismo y tonifican la piel y el sistema muscular. El único punto que es preciso tener en cuenta es que el ginseng se debe tomar durante un tiempo prolongado, durante más de un mes como mínimo. Debido a la diversidad de fabricantes, has de buscar un extracto en cápsulas o en forma líquida con un contenido en ginsenoides estandarizado y seguir los consejos del fabricante. Como el ginseng es estimulante, debes utilizarlo con cuidado si tienes HTA, insomnio o ansiedad.

Para la medicina tradicional china, el tónico *ho shou wu*, con raíz de *Polygonum multiflorum*, es famoso por su poder como tónico sexual si se toma regularmente. Se cree que aumenta la energía sexual, mejora la producción de esperma en el hombre y promueve la fertilidad en la mujer. Una planta más indicada a la mujer es la damiana *(Turnera diffusa)*, que tiene reputación de afrodisíaco femenino. No se sabe demasiado sobre su mecanismo de acción, pero puedes encontrar preparaciones de damiana en tiendas de dietética.

Cualquiera que sea el producto que te llame la atención, pruébalo durante unos meses y observa qué puede hacer por ti. Si funciona, genial. Si no, no tiene sentido seguir con el tratamiento. Evidentemente, antes de gastar dinero en sustancias como éstas, puedes considerar otras formas de recargar tu energía sexual. El bienestar físico y mental es importante para un sexo sano. El ejercicio también puede aumentar el deseo sexual en la mujer, de manera que, si no lo estás practicando, deberías hacerlo para mejorar todos los aspectos de tu salud. Según esto, una buena decisión consiste en elaborar un programa físico y seguirlo a rajatabla.

Recuerda que el estrés y los problemas de relación pueden reducir el deseo sexual. Las técnicas de relajación pueden eliminar el estrés. Una comunicación abierta y honesta en la pareja sobre el tipo de estimulación que se prefiere, así como largos preliminares, pueden ayudar en gran medida. Y recuerda que uno de los afrodisíacos más potentes que existe es el amor; procura ser sorprendentemente romántica.

Según la aromaterapia, a los aceites de sándalo, ylang-ylang y geranio se les atribuyen propiedades afrodisíacas. Puedes utilizarlos tanto para hacer un masaje como para agregar al agua del baño. También el aceite esencial de damiana y el de geranio funcionan sinérgicamente para tal efecto, por lo que las puedes mezclarlos y diluirlos en un aceite vegetal con la finalidad de darte un masaje o para colocarlos en un ambientador. El aceite esencial de canela está considerado como tónico y estimulante sexual, y se halla indicado si estás apática, te falta de vitalidad o si eres introvertida.

Finalmente, ten en cuenta el elixir n.º 9 (pág. 132).

Aumentar la memoria y mejorar la concentración

La fitoterapia aconseja el consumo de ginkgo biloba, que es un árbol longevo y venerado por las culturas de China y Japón y que se considera un extraordinario remedio para situaciones como la falta de concentración o de memoria y el cansancio mental. Aumenta la circulación cerebral y, por lo tanto, el flujo de oxígeno en el cerebro.

En cuanto a los complementos dietéticos, la *fosfatidilserina* es un fosfolípido cuya función esencial consiste en de proteger las funciones cerebrales; así, por ejemplo, ayuda a incrementar la capacidad de concentración, mejora la memoria y aumenta el rendimiento general del cerebro. De manera similar puede actuar la lecitina de soja. La *coenzima Q-10* actúa en casos de memoria débil, aumenta la energía y tiene propiedades antioxidantes.

La acupuntura es un buen remedio. Trata la falta de memoria según dónde esté localizada energéticamente su causa: en el elemento fuego (corazón), tierra (bazo) o agua (riñón), que son los más afectados en estos casos.

Para finalizar, ten en cuenta el remedio que propone el elixir n.º 2 (pág. 131).

Falta de energía

Según la fitoterapia, el ginseng siberiano y el coreano funcionan con efectividad en casos de fatiga inespecífica y proporcionan un estado de bienestar general.

Para la aromaterapia, el romero es un estimulante maravilloso; por ejemplo, si comienzas el día frotándote el cuerpo con un guante de crin en seco y luego te das una ducha con un jabón natural a base de romero o un baño con aceite esencial de romero notarás una sensación de vitalidad, que puedes aún acrecentar si terminas esa ducha con chorros de agua fría (hidroterapia).

En lo que respecta a complementos dietéticos, la espirulina es uno de los nutracéuticos naturales más efectivos que hay. Se trata de un alga de clima tropical considerada como un alimento completo para la nutrición humana y una extraordinaria fuente de energía. El guaraná es un fruto del Amazonas de gran prestigio por su acción tonificante y estimulante general, especialmente indicado para los casos de «falta de ganas», estrés y fatiga. La jalea real es ya un clásico entre los complementos energizantes, pero absolutamente vigente: una pequeñita cantidad basta para recargar las baterías agotadas en estados de cansancio físico o mental, aunque también resulta muy eficaz en cuadros de angustia y depresiones leves porque funciona como un equilibrante neuropsíquico. La puedes encontrar fresca (que se ha de mantener refrigerada) o liofilizada (en polvo). También la levadura de cerveza es una importante fuente de vitaminas del grupo B, esenciales en los procesos de obtención de energía. Además contiene oligoelementos muy útiles en casos de fatiga y astenia, como el cobre, manganeso, hierro, fósforo y selenio.

Recuerda que también puedes combatir la de falta de energía con el elixir n.º 9 (pág. 132).

Retención de líquidos

Según la fitoterapia, hay plantas que son útiles para eliminar el excedente de líquido sin que se produzca una desmineralización, como el diente de león, la cola de caballo y el abedul. Los diuréticos (tanto procedentes de plantas medicinales como de fármacos químicos) sólo estarían indicados en caso de una gran retención de líquidos, pues es bien sabido que si bien eliminar líquido del organismo disminuye el peso en la balanza, también desequilibra el metabolismo hidroelectrolítico de nuestro organismo, de manera que no hay que emplearlos a ciegas, ni mucho menos abusar de ellos.

La aromaterapia aconseja que utilices el *aceite esencial de hinojo* para darte un masaje en el vientre y estimular la eliminación de líquidos.

La acupuntura puede ayudarte enormemente mediante el tratamiento de los puntos eliminadores de la «humedad» del organismo, como los E 40, V 20, B 5 o B 9.

Otro remedio que puede ayudarte a paliar el ploblema de la retención de líquidos es el elixir n.º 9 (pág. 132).

Exceso de peso

El exceso de peso es un problema que a veces tiene una fácil solución pero que en ocasiones precisa una intervención multidisciplinaria, es decir, que se actúe desde diversos frentes a la vez. Siempre debes partir de los dos principios terapéuticos básicos: la dieta y el ejercicio. Si no observas estos dos importantísimos remedios, esto es, comer un poco menos y moverte un poco más, el resto de tratamientos coadyuvantes tienen poca o nula utilidad.

No es necesario complicar las cosas en cuanto a la dieta; se trata de comer en muy poca cantidad los alimentos que contienen grasas y azúcares, como la leche y sus derivados, los embutidos, los fritos, la carne roja, las vísceras, el pollo, los huevos, el chocolate, los dulces, los zumos de fruta muy dulces, etcétera. Y en cuanto al ejercicio, también hay soluciones sencillas, como caminar de media a una hora al día, llevar a cabo ejercicios con los que puedas propiciar un buen aporte de oxígeno al sistema, como la natación o el ciclismo.

Bien es cierto que hay mujeres que realizan una dieta más o menos adecuada y caminan una hora al día, y que sin embargo obtienen escasos resultados. Aquí podemos añadir el juicio de la medicina tradicional china (MTC), que opina que hay personas que pueden añadir humedad a su organismo (la grasa es «humedad» para la MTC) simplemente respirando el aire, en forma de agua procedente de la atmósfera. Eso sucede cuando su bazo (el órgano encargado de gestionar la «humedad» del organismo) está bloqueado o no actúa adecuadamente. Es en estos casos donde la acupuntura puede aportar una solución más eficaz al problema, pues hay puntos que desbloquean el bazo para que actúe correctamente.

Según la fitoterapia, el diente de león, por ser depurativo, está indicado en estos casos, pero también tiene buenos efectos el té verde y el té rojo o té *pu-erh* (véase la nota sobre los diuréticos en el apartado anterior).

En cuanto a los complementos dietéticos, hay un verdadero «arsenal» que te puede ayudar en la tarea de eliminar el sobrepeso, entre ellos apuntamos algunas algas, como la espirulina, el alga kelp y el *Fucus vesiculosus* (todas ellas disminuyen el apetito y favorecen la quema de grasas); el aloe vera tiene efectos depurativos. La semilla de zaragatona (*Plantago psyllium*) contiene un tipo de fibra soluble que mejora la eliminación intestinal y, tomada antes de las comidas, también aumenta la sensación de saciedad. Por su parte, la L-carnitina es un aminoácido que favorece la combustión de las grasas, sobre todo cuando se realiza ejercicio.

También es recomendable utilizar el elixir n.º 6 (pág. 131) para combatir el exceso de peso.

Quistes ováricos

Según la fitoterapia, podemos contar con plantas como el sauzgatillo por su acción fitoestrogénica (para equilibrar los niveles hormonales), o la raíz de diente de león para ayudar al hígado a limpiar el excedente de estrógenos.

La aromaterapia afirma que los masajes abdominales con aceites esenciales de albahaca, lavanda, salvia y mejorana alivian el dolor y ayudan a devolver el equilibrio hormonal.

Otra posibilidad para prevenir los quistes ováricos te la brinda el elixir n.º 2 (pág. 131).

Regular la menstruación

Según la fitoterapia, el aceite de onagra (Oenothera biennis), es una fuente de ácido gamma-linolénico (GLA), que puede ayudar a normalizar los niveles hormonales e influir en la síntesis de prostaglandinas. Constituye un remedio excelente para normalizar la menstruación, tanto si se trata de ciclos irregulares como de reglas hemorrágicas o dolorosas. También puedes recurrir a plantas como hamamelis, melisa, caléndula, manzanilla, salvia, romero, aquilea y pulsatila. El dong quai (Angelica sinensis) se recomienda para la dismenorrea, aunque como aumenta ligeramente el sangrado menstrual, debe tomarse junto con ortiga (Urtica dioica). Finalmente, el ñame (Dioscorea villosa) contiene diosgeninas que aumentan el nivel de estrógenos de la sangre y, por lo tanto, palian los síntomas de la menopausia.

La aromaterapia recomienda, en casos de reglas dolorosas, el aceite esencial de menta piperita porque ejerce una función antiespasmódica, pero también porque ofrece otros «servicios» como combatir la aerofagia, los calambres y el vientre hinchado. Se aplica en forma de masajes sobre el abdomen.

La homeopatía dispone de diferentes remedios como la Chamomilla, el Arsenicum album o el Magnesia phosphorica, según el tipo constitucional de la mujer.

En lo que respecta a los complementos dietéticos, la espirulina contiene ácidos grasos esenciales, como el gamma-linolénico, que ayudan a normalizar las funciones hormonales y aliviar el dolor. Las isoflavonas de soja también son útiles por su actividad fitoestrogénica.

Finalmente, recuerda que también puedes utilizar el elixir n.º 2 (pág. 131) para regular la regla.

12

Tres casos reales

Presentamos a continuación tres casos reales tomados entre mis pacientes en fase de climaterio. Con ellos queremos ilustrar las diferentes facetas que confluyen en la menopausia.

Encarna T. (49 años)

El caso de Encarna T. es mucho más frecuente de lo que puede parecer. Por eso lo hemos incluido en primer lugar. Llegada la menopausia, algunas mujeres entran en estados depresivos más o menos acentuados, simplemente porque están iniciando una etapa de la vida asociada con demasiada frecuencia a la palabra «decadencia».

Junto a los síntomas más comunes (sofocos, hinchazón generalizada y aumento de peso), en el caso de Encarna la menopausia va acompañada de insomnio y una depresión que ha llegado a dejarla imposibilitada para hacer una vida normal. Esta etapa de su vida se le ha complicado, además, con problemas de pareja. Como consecuencia de todo ello, lleva más de dos años tomando antidepresivos y cada día que pasa se siente peor.

En casos como éste lo primero que recomendamos es un tratamiento intensivo a base de hipérico o hierba de San Juan (*Hypericum perforatum*) inyectable, un antidepresivo natural que resulta de gran ayuda para las personas que quieren ir abandonando paulatinamente los antidepresivos convencionales. El hipérico estabiliza el sistema nervioso ayudando a recuperar el ritmo normal de sueño. Además, Encarna ha empezado a realizar largos paseos diarios con lo que ha conseguido romper el círculo vicioso depresión-aislamiento y mejorar su estado físico. Al cabo de tres meses ya empieza a ver la salida del «túnel» y se siente con fuerzas para reiniciar una vida normal. Los síntomas estrictamente menopáusicos han disminuido hasta el punto de hacer innecesario un tratamiento médico específico. Encarna sabe que es una etapa más de la vida y ha decidido tomársela con serenidad.

Pilar E. (38 años)

Hace cinco años, debido a la aparición de un quiste en el ovario derecho, le extirparon el ovario y, dos años más tarde, tras aparecer un segundo quiste en el otro ovario volvió a ser intervenida. En este caso el cirujano pudo dejarle una pequeña porción de ovario. Después de esta segunda operación, Pilar presenta lo que se denomina una «menopausia precoz por causa quirúrgica». Su ginecólogo le prescribe un tratamiento hormonal, pero Pilar afirma que las hormonas la «desencajan totalmente». Lleva tres años en esta situación y recientemente ha empezado a presentar problemas circulatorios importantes en forma de varices profundas que casi no la dejan dormir de dolor. El ginecólogo acaba de proponerle la THS (terapia hormonal sustitutoria), el famoso parche, pero ella se resiste.

El tratamiento que seguimos, además de mejorar las cuestiones fundamentales con retoques en la dieta y un aumento del ejercicio físico, es un tratamiento homeopático (*Lachesis*) acompañado de una serie de pequeñas diluciones hipovolémicas, popularmente llamadas sangrías, con una frecuencia quincenal. Con ello conseguimos mejorar su sistema circulatorio, descongestionando y reduciendo el dolor de las piernas. Al cabo de seis meses ha dejado de tomar hormonas, han desaparecido los sofocos y las varices ya no le molestan. Se siente mucho más ágil y está muy satisfecha de haber conseguido dar un giro a su situación.

Anna M. (59 años)

Anna M. acude a nuestra consulta porque durante la menopausia fue sometida a un tratamiento hormonal a base de estrógenos cuyas consecuencias de aumento de peso y de volumen todavía arrastra diez años después. Desde entonces afirma que no ha pasado ni una semana sin estar a dieta. Las ha probado todas, desde las más serias a las más locas, pero sigue arrastrando quince kilos de más.

Mi consejo es que siga una dieta a base de avena durante dos semanas. La avena tiene dos propiedades muy interesantes para las mujeres menopáusicas: es altamente diurética, es decir, drena el organismo reduciendo el volumen corporal y contribuye a la fijación del calcio en los huesos gracias a la presencia de sílice en su composición.

Con esta dieta Anna M. perdió ocho kilos en dos meses y medio y, en sus propias palabras «me deshinché hasta tal punto que pasé de la talla 48 a la 42». Al volver a la alimentación normal ha decidido incorporar una comida diaria a base de avena (una crema de avena para cenar), con lo que sigue disfrutando de los beneficios de este cereal que, dice: «me ha cambiado la vida».

Unas palabras finales

En nuestro mundo occidental, marcado por el culto al cuerpo y la exaltación de la juventud, la menopausia se asocia con demasiada frecuencia a una etapa de «decadencia» de la mujer. En otras culturas en las que se da mucha más importancia al desarrollo global (físico y espiritual) de la persona, en cambio, esta etapa de la vida de la mujer es sinónimo de madurez, plenitud y sabiduría.

El propósito de este libro es demostrar lo erróneo de nuestra apreciación y proporcionar a la mujer moderna herramientas para encarar esta etapa de su vida con normalidad, con tranquilidad y con espíritu positivo. Si lo haces así verás como los síntomas típicos de esta fase vital se amortiguan enormemente; tanto que, en algunos casos, llegan incluso a desaparecer.

Recuerdo las palabras de un gran amigo mío: «la vida transcurre como tú creas». Esta frase tiene dos lecturas. La primera es que tú creas tu propia vida día a día. Y la segunda es que la vida es como tú crees que es, es decir, que con el pensamiento también puedes modelarla. Son las dos caras de la misma moneda. Y si echas un vistazo hacia atrás, analizando tus vivencias hasta el día de hoy, verás que es cierto.

Ahora quiero proponerte el ejercicio inverso, mira hacia adelante, proyéctate hacia tu futuro y crea la vida que quieres vivir. En tus manos está.

Direcciones
y datos útiles

Medicina Naturista
Dr. Miquel Pros Casas
Muntaner, 551, 3º - 08022 Barcelona
Tel: 93 212 15 04
www.doctorpros.com
e-mail: doctorpros@doctorpros.com

Complementos dietéticos
Natur Import - Tel: 93 712 38 70
Solgar - Tel: 91 637 74 12 / www.solgar.com
Tongil - Tel: 918 46 46 55 / www.tongil.es

Método Pilates
Estudio Lara
   Magallanes, 28, 1º A - Tel: 91 594 38 63 (Madrid)
El Arte del Control
   Castanyer, 23 - Tel: 93 418 42 12 (Barcelona)

Técnica Nadeau
Tarik - Tel: 649 46 37 17

Tai- chi y Qi gong
Wong Kiew Kit
   Adalia Iglesias. Tel: 93 310 49 56 (Barcelona)

Vyayam
Tel: 907 42 36 68 / 958 26 34 94 (Granada)
Tel: 907 19 29 39 / 948 23 83 45 (Pamplona)

Métodos naturales de anticoncepción
Acodiplan. Tel: 93 265 14 40 (Barcelona)
Astarté. Tel: 958 25 93 03 (Granada)
COSPLAN. Tel: 948 23 74 13 (Navarra)
IVAF. Tel: 96 351 79 42 (Castellón)
WOOMB. Tel: 91 450 50 11 (Madrid)

Balnearios
Asociación Nacional de Estaciones Termales
   Tel: 902 11 76 22 / 91 549 66 12 (Madrid)
   www.balnearios.org
   e-mail: anet@balnearios.org

Bibliografía

AA.Vv. (1997): *El gran libro de la mujer*. Madrid, Temas de Hoy.

AA.Vv. (1997): *Guía Dexeus de la salud de la mujer*. Barcelona, Planeta.

ÁVILA, José (1992): *La osteoporosis*. Barcelona, Cedel.

BARLOW, David y Wren, Barry (2000): *Menopausia*. Barcelona, J&C Ediciones Médicas.

DRAS. ANDERSON, Debra y GRAHAM, Vicky: *The menopause made simple program*. Sydney, Allen & Unwin.

DR. CRABBÉ, Georges y Svetlana (1997): *La ménopause et les medicines douces*. París, Albin Michel.

DR. PROS Casas, Miquel: Hipérico, el antidepresivo del siglo XXI. Barcelona, Ed. Océano Ambar.

GLENVILLE, Marilyn: Menopausia natural. Barcelona, Ed. Integral-RBA.

MINDELL, Earl: *Soy Miracle*. N. York, Simon & Schuster.

RUEFF, Dominique: *Hormones végétales*. París, Jouvence.

SHEEHAN, Elaine: *Cómo desarrollar tu autoestima*. Barcelona, Ed. Océano Ambar.

TERRASS, Stephen (1994): *Menopausia*. Madrid, Tutor.

10/10 ⑦ 10/10
3/16 ⑫ 5/14